U0244274

中国人民大学科学研究基金（中央高校基本科研业务费专项资金资助）项目成果（18XNQ010）

中国卫生技术评估决策转化体系构建

吕兰婷 / 著

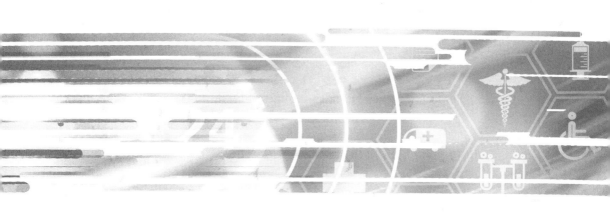

中国财经出版传媒集团

经济科学出版社

Economic Science Press

图书在版编目（CIP）数据

中国卫生技术评估决策转化体系构建/吕兰婷著．
—北京：经济科学出版社，2019.6
ISBN 978 - 7 - 5218 - 0593 - 2

Ⅰ．①中…　Ⅱ．①吕…　Ⅲ．①卫生保健 - 技术评估 -
研究 - 中国　Ⅳ．①R161

中国版本图书馆 CIP 数据核字（2019）第 112119 号

责任编辑：初少磊
责任校对：郑淑艳
责任印制：李　鹏　范　艳

中国卫生技术评估决策转化体系构建
吕兰婷/著
经济科学出版社出版、发行　新华书店经销
社址：北京市海淀区阜成路甲 28 号　邮编：100142
总编部电话：010 - 88191217　发行部电话：010 - 88191540
网址：www. esp. com. cn
电子邮件：esp@ esp. com. cn
天猫网店：经济科学出版社旗舰店
网址：http://jjkxcbs. tmall. com
北京季蜂印刷有限公司印装
710 × 1000　16 开　11.25 印张　200000 字
2019 年 6 月第 1 版　2019 年 6 月第 1 次印刷
ISBN 978 - 7 - 5218 - 0593 - 2　定价：48.00 元
（图书出现印装问题，本社负责调换。电话：010 - 88191510）
（版权所有　侵权必究　打击盗版　举报热线：010 - 88191661
QQ：2242791300　营销中心电话：010 - 88191537
电子邮箱：dbts@ esp. com. cn）

前　言

　　从我 2009 年攻读博士期间开始接触卫生政策领域的决策方法，到这本书的出版，已经过去 10 年时间。卫生技术评估方法虽然已经引入中国 20 多年，到目前为止还未在国家层面形成一个完整的决策转化体系。当前，我国卫生支出逐步攀升，其增速已经超过 GDP 增速，卫生技术评估应用于卫生决策，从而保证安全有效的卫生技术科学准入已经是大势所趋。

　　本书对国际卫生技术评估理论和实践领域成果突出的几个典型国家的学科发展和决策转化情况进行了深入分析。同时，基于知识转化理论首创提出卫生技术评估（HTA）决策转化模式"三阶段"分析框架，并尝试提出构建我国 HTA 决策转化体系的路径。希望本书能够为未来将 HTA 应用于现实世界的卫生决策提供有益的参考。

　　本书的成稿要感谢多年来和我有相同研究兴趣的朋友、同事以及研究生同学们，感谢你们一直以来的努力与付出。此外，还要感谢经济科学出版社初少磊编辑等，他们对本书的出版提供了极大的支持。最后，感谢本书未来的读者、评论者们，是他们使这本书得以传播与流传。如有疏漏、错误之处，还请读者不吝赐教！

目 录

Contents

第一章

卫生技术评估：下一个前沿

➡ 一、为什么开展卫生技术评估

党的十八大以来，以习近平同志为核心的党中央把人民身体健康作为全面建成小康社会的重要内涵。2015 年，党的十八大将"健康中国"上升为国家战略；2016 年，《"健康中国 2030"规划纲要》印发；2017 年，党的十九大报告进一步提出要"健全依法决策机制，构建决策科学的权力运行机制"，并且对实施健康中国战略提出了具体要求："全面建立中国特色基本医疗卫生制度、医疗保障制度和优质高效的医疗卫生服务体系，健全现代医院管理制度。"2018 年政府工作报告中，推进健康中国战略被纳入提高保障和改善民生水平的重点工作。健康中国的内涵不仅是确保人民身体健康，更是涵盖全体人民健康环境、健康经济、健康社会在内的大健康，持续推进落实"大卫生""大健康"政策，凝聚 14 亿人的力量，一定可以铺就一条"健康中国"之路。

近年来，随着人口老龄化进程的加快以及疾病谱和医学模式的转变，我国在卫生领域也遭遇了前所未有的挑战。人们对医疗卫生的需求正逐渐上升，在社会经济资源有限的前提下，医疗卫生资源的高效利用尤为关键。医疗技术的科研开发本身需要耗费巨大的经济资源，医疗技术的推广应用同样需要使用和消耗巨大的经济资源（蔡江南，2011），医疗技术的研发和应用必须考虑如何有效利用卫生领域的资源，这对领导人如何进行科学决策提出了新的挑战。

卫生技术评估（health technology assessment，HTA）是目前国际上最流行的被广泛应用于卫生领域各方面决策的一种科学循证决策工具，其决策转化的成功也将是我国卫生决策的一大进步。

HTA 是对卫生技术应用或利用所产生的短期及长期的人群健康、经济影响、社会伦理等综合结果进行评价的一种系统政策研究形式。通过在决策机制中引入 HTA 方法将最新医学发现转化为卫生政策，使基于临床科学发展的好的药品、技术以及疾病干预措施能够快速应用于卫生服务提供体系。HTA 作为科学决策工具已经成为越来越多的国家卫生决策的重要组成部分，在提升卫生资源配置和使用效率上发挥着越来越重要的作用。很多国家，如英国、美国、德国、波兰、泰国、韩国等都成立了专门的国家级HTA 机构；不仅如此，在一些国家，如英国，HTA 决策转化已经上升为政府卫生决策过程中的法定环节。

卫生技术高速发展的当今社会，需要 HTA 这种综合结果评价研究来筛选出经济有效的卫生技术；同时，需要 HTA 决策转化的研究，通过 HTA与政策结合、HTA 辅助决策，对经济有效的卫生技术进行推广；HTA 技术评价和 HTA 决策转化两者结合从而提升卫生资源配置和使用效率，保障卫生服务体系良性运转，从而保证持续提供高效优质的医疗卫生服务。但是，虽然我国 HTA 研究发展势头良好，但实践中 HTA 评估与政策制定结合、HTA 评估辅助决策尚处于萌芽阶段，HTA 向实际政策转化的程度极低；同时，我国关于 HTA 决策转化的理论研究还比较薄弱，可以说是远远滞后于国际上 HTA 研究的发展。本书主要探索构建中国 HTA 决策转化体系，为推进 HTA 评估与政策制定结合、评估辅助决策提供理论支持和实施借鉴。

二、卫生技术评估相关概念

（一）卫生技术评估

广义的卫生技术是指用于卫生保健领域和医疗服务系统的特定知识体系，按照其特征，卫生技术可分成五大类：诊断技术、预防技术、治疗与康复技术、医学组织管理技术和医学后勤支持技术。其评估内容主要为：卫生技术的功效（有效性）、安全性、经济性（成本、费用、效果和效益）以及社会适应性或社会影响（社会、伦理、道德和法律）等四个方面（董恒进、陈英耀、吕军等，1998）。卫生技术评估的概念由此而来，它是一个多学科的决策分析领域，评估卫生技术在开发、传播和应用过程中的医学、社会、伦理和经济影响。卫生技术评估由多学科研究团队使用明晰的评估框架，采用多种科学研究方法合作完成，主要目的是为卫生技术相关决策的制定提供证据。

目前对卫生技术评估的类型和步骤已经形成一般性认识。卫生技术评估的分类包括：（1）按评估的内容范围，可分为全面评估和部分评估；（2）按所评估技术的物理特性，可分为对药品、医疗器械和设备、医疗方案和手术方法、支持系统以及行政管理机构的评估；（3）根据所评估技术的用途，可分为治疗性技术的评估、诊断性技术的评估、预防性技术的评估、康复性技术的评估和公共卫生技术的评估；（4）按照所评估技术的不同阶段，可分为新型技术的评估、已普遍接受的或标准医疗技术的评估、陈旧技术的评估。卫生技术评估的步骤包括：（1）确定评估题目，确定备选题目，设定评估优先级；（2）明确评估问题，对评估的内容进行说明；（3）决定评估项目实施的机构（4）收集可获得的证据，避免片面性；（5）可通过临床实验、流行病学研究等方法获取新的原始数据；（6）证据解析；（7）综合各类数据；（8）形成结论和建议；（9）传播结论和建议；（10）监督 HTA 的影响。

（二）药物经济学评估

药物经济学评估（pharmacoeconomic evaluations，PE）是卫生技术经济性评估的一个重要分支，是评估相关药物带来疾病与健康改善的结果、结局及成本情况。药物经济学评估可以采用多种方法，其中主要方法为比较可替代方案的成本和收益（Hughes D. et al.，2007），即增量成本效果比。药物经济学评估最常用的方法有成本效果分析（CEA）、成本效益分析（CBA）、成本效用分析（CUA）和最小成本分析（CMA）四种。

（三）循证医学

卫生技术评估的另一个非常相关的概念是循证医学（evidence-based medicine，EBM），其由临床医师和临床流行病学家开展，寻求医疗保健实践证据间的关联，目标是改善对病人治疗的质量及有效性（李静、李幼平、刘鸣，2000）。循证医学意味着通过系统研究最多地获得外部临床证据以指导临床实践，从这个意义上看，循证医学可以说是卫生技术评估的一部分，但是其又包含循证个体决策和循证指南或者说循证政策的制定两方面的内容。循证医学和卫生技术评估二者重叠在循证医学部分，制定循证指南的原则和方法是技术评估和循证医学二者共同的部分，而且它们同时都需要借助各自的原则和方法来完成各自的评估（David Eddy，2009）。

（四）知识转化

关于卫生领域知识转化的概念，世界卫生组织将其定义为：利益相关者整合、交流并利用知识，促进全球和当地的科研创新成果在强化卫生系统和提高人群健康方面发挥积极作用。根据加拿大卫生研究所（Canadian Institutes of Health Research，CIHR）的定义，知识转化是包括知识整合、传播、交流和符合伦理使用的动态和循环的过程，以改善人群健康，提供更有效的卫生服务和产品，加强卫生服务体系建设。多伦多大学医学院将知识转化定义为：有效并及时地将循证信息整合于卫生专业人员的实践中，以对医疗结果和卫生体系产生最大效应。国内外学者引用最多的表述是 CIHR 提出的定义。

（五）决策转化

对于决策转化的概念，尚没有非常清晰的界定；现有文献中，知识转化和决策转化是最相近的概念。我们认为，相较知识转化，决策转化更强调转化的出路是应用于政策制定。

我国对 HTA 决策转化的研究正处于起步阶段。唐智柳、陈英耀 (2007) 认为，HTA 决策转化是指 HTA 机构在政府的组织、协调和支持下，独立开展 HTA 活动，并将评估结果反馈给政府或其他政策制定者，服务于公共政策制定。而我们认为，HTA 决策转化指的是通过法律、机制、规定等将 HTA 嵌入决策流程，将 HTA 评估结果纳入证据库，将 HTA 证据作为决策依据之一的过程。

（六）循证决策

循证决策（evidence-based policy making）是指政策制定者在最佳的可利用证据的基础上进行决策（倡议）的过程。1999 年英国政府内阁办公室发布的《21 世纪的专业政策制定》提出，包括来自专家的所有相关证据都会以一种重要的和通俗的格式提交给政策制定者。用于支持卫生决策的证据主要有：健康获益（死亡率、发病率）、成本效益［一个单位质量调整生命年（QALY）的成本］、必要性（如疾病负担、严重程度）、医疗的可及性、公共健康的影响（人群水平）、公平性、创新性（如药理特性、易用性）、预算影响、伦理/法律考虑、决定/指导实施的可行性等。HTA 便是对这些证据进行综合评估的一种工具，因而是卫生领域循证决策的证据基础。

三、中国卫生技术评估相关政策进展

政策对引导社会发展方向的作用是不言而喻的。我国最早涉及卫生技术评估的政策文件是 2006 年发布的《卫生部关于促进卫生科技工作发展的指导意见》，首次提出要从规范技术使用、防止卫生技术不合理应用入手，以保障卫生技术使用的安全性、有效性、经济性为目标，以机制建立为核心，以技术评估为手段，加强卫生技术管理，建立卫生技术评估和卫生技术管理制度。此后，直到 2012 年卫生技术评估第二次被提及，《国务院关于印发卫生事业发展"十二五"规划的通知》指出要建立健全面向基层的适宜卫生技术推广机制，完善卫生技术评估和伦理审查制度，积极开展医学科普工作。

2015 年以后，我国有关卫生技术评估的政策文件逐渐增多。2015 年发布《国家卫生计生委关于印发 2015 年卫生计生工作要点的通知》，在推进科技创新条目中研究制订卫生计生科技体制改革方案，推进国家科技重大专项等重大科研项目的组织实施和管理体制改革；提出要做好新技术管理和卫生技术评估工作，推广适宜技术，促进成果转化，首次对卫生技术评估结果转化作出明确规定。2016 年出台的《关于全面推进卫生与健康科技创新的指导意见》和《关于加强卫生与健康科技成果转移转化工作的指导意见》分别提出要建立健全促进科技成果转移转化的制度，提出建立卫生技术评估体系，制定卫生技术评估实施意见，发展循证医学，加强卫生与健康技术评估；加强卫生技术评估与科技成果评价工作；建设卫生技术评估体系，制定卫生技术评估指导意见，建立若干国家级卫生技术评估中心，加强卫生技术评估机构和队伍建设；发展循证医学，构建适应医疗、卫生、科研等各类机构需求和卫生与健康产品、高新与适宜技术等不同科技成果类型的评估方法，促进卫生技术评估结果的传播和政策转化。此时，卫生技术评估受到领导层的高度重视并赋予其新的政策意义。2017年，卫生技术评估热度不减，《"十三五"卫生与健康科技创新专项规划》指出，要支持研究建立卫生技术评估体系和机制，重点支持开展高质量卫生技术评估 100 项，研究建立卫生技术评估在卫生政策制定中的应用机制，促进卫生技术评估服务于卫生政策制定。

2018 年是卫生技术发展的新起点。首先，在政策层面，新的指导意见出台，强调要强化国家卫生技术评估支持力量，发挥卫生技术评估在医疗技术、药品、医疗器械等临床准入、规范应用、停用、淘汰等方面的决策支持作用。新出台的《医疗质量管理办法》和《医疗技术临床应用管理办法》都对卫生技术评估作出明确规定，规定医疗机构应当建立新技术和新项目临床应用动态评估制度，对新技术和新项目实施全程追踪管理和动态评估；明确国家、地区质控中心以及医院的评估制度应重点针对医疗技术的安全性和有效性。

从我国有关卫生技术评估的政策发展过程可以看出，政府及领导层对卫生技术评估的认可与重视程度不断提高，对其作用范围不断明确，政策层面的确定不断加深。但同时可以看出，我国目前仍没有一个明确如何建立卫生技术评估体系与评估机制的系统性文件，也没有包括评估结果如何应用的明确指导性文件。实际上，目前我国的卫生技术评估多是以科研的形式散落在各个高校和研究机构，研究结果的政策转化渠道尚未打通。从政策的重视到工作的具体开展实施，我们仍然有很长的路要走。

参考文献

［1］蔡江南. 世界医改启示录（一）英美医改殊途同归［J］. 中国医院院长，2011（10）：66－68.

［2］董恒进，陈英耀，吕军，等. 医学技术评估的内容与方法［J］. 中华医院管理杂志，1998，14（12）：709－711.

［3］李静，李幼平，刘鸣. 卫生技术评估与循证医学［J］. 华西医学，2000（1）：6－9.

［4］唐智柳，陈英耀，周萍. 与临床试验平行的经济学评价设计面临的挑战［J］. 中国卫生经济，2007（4）：68－70.

［5］Canadian Institutes of Health Research. About Knowledge Translation ［EB/OL］. ［2006-09-09］. http：//www. Cihrirsc. gc. ca/e/29418. html.

［6］Corinna Sorenson，Gabriela Lavezzari，Gregory Daniel，Randy Burkholder，Marc Boutin，Edmund Pezalla，Gillian Sanders，Mark McClellan. Advancing Value Assessment in the United States：A Multistakeholder Perspective ［J］. Value in Health，2017，20（2）.

［7］David Eddy. Health Technology Assessment and Evidence-Based Medicine：What are We Talking About? ［J］. Value in Health，2009，12.

［8］Hughes D.，Cowell W.，Koncz T.，Cramer J.. Methods for Integrating Medication Compliance and Persistence in Pharmacoeconomic Evaluations ［J］. Value in Health，2007（6）：498－509.

［9］Knowledge Translation Program，Faculty of Medicine，University of Toronto. About Knowledge Translation：Definition ［EB/OL］. ［2006-01-08］. http：//www. ktp. utoronto ca/whatisktp/definition/.

［10］World Health Organization. Bridging the "Know-Do" Gap：Meeting on Knowledge Translation in Global Health ［EB/OL］. （2006-09-25）［2013-04-10］. http：//www. who. int/kms/.

第二章

国际 HTA 及 HTA 决策转化研究进展

一、国际 HTA 研究综述

美国、英国及欧洲其他发达国家的卫生技术评估起步较早，各项体系日趋完善，在评估卫生服务和医疗器械及药物的有效性和安全性方面都积累了大量的研究成果，不断指导其卫生评估体系的进一步发展。

美国于 1972 年成立了世界上第一个 HTA 组织，迄今已发展到 53 个，其数量居于世界首位。但是，美国的 HTA 组织目前仍未形成国家层面的有效合作规模，其活动的目的也各不相同，其最优先的目标往往是成本控制。此外，质量管理和创新也得到卫生管理部门的竭力推进。肖恩·D. 沙利文（Sean D. Sullivan）、约翰·沃特金斯（John Watkins）、布赖恩·斯威特（Brian Sweet）、斯科特·D. 拉姆齐（Scott D. Ramsey）提出，美国的 HTA 应该不断适应健康保险公司的发展需求，利用政治因素提高公众对其的认知，可以在保证医疗技术可及性的同时控制医疗费用。英国的 HTA 完全为国家所有，采用系统性回顾研究和初始研究的方法评价普遍的卫生技术和新研发的技术，为决策部门提供临床和管理决策的信息。20 世纪 70 年代，英国开始关注卫生服务有效性的问题。英国对卫生服务证据的重视不仅表现在临床实践上，还包括成本—效果分析方面。而且，英国也会将 HTA 的结果提供给消费者，让其选择最佳的诊疗方案。随着消费者的权益得到保障和发挥，患者对医疗实践的质询将增多，同时也使决策者重视消费者的观点，消费者在各个层面上已深深地涉入

HTA 活动。

　　欧洲其他国家近些年来 HTA 相关研究也有很大进展。在德国，因为门诊部门和住院部门是相互独立的，强调自我管理，这样就导致了 HTA 是门诊服务重要的决策工具，但在住院服务中不受重视的结果。目前，德国 HTA 机构正在通过通用网关的创新进入德国卫生保健系统，进而影响 HTA 的系统性和潜在置信指标。在法国，HTA 已成为政府卫生政策制定的重要工具。在法国的卫生体系下，大部分昂贵的医疗技术都是由公共财政预算来支付的，因此，面对公共财政预算赤字越来越严重的情况，政府进行充分的知情选择显得十分必要。此外，政府现在扮演着医疗服务安全性和质量的保护者的角色，在患者的诉求得到法律保护的时代，医生和医院更希望通过循证的方式来开展诊疗服务。同时，管制有了政治介入，法国的 HTA 不仅仅是科学分析和系统评价的方法，还是一种为监管提供支持的工具。与其他欧洲国家不同的是，荷兰尚无全国性评估机构，政府对 HTA 项目提供资助。资金由半政府化的荷兰健康研究与发展组织（ZonMw）管理。ZonMw 在卫生政策的制定和执行中充当中间人角色，强调对卫生服务效率的评估。近年来，荷兰各界增加了对现有成熟技术的关注，期待中央政府在临床指导方针、质量标准制定，以及医疗保健供方与筹资方的协调方面发挥作用。

　　亚太各国的卫生评估体系建立于 20 世纪 90 年代，主要原因是经济危机带来医疗费用的上升，必须寻找一个有效控制医疗支出的评估方案。韩国的 HTA 中心由不同的利益相关者构成，在行政上受健康保险审查和评估局（Health Insurance Review and Assessment，HIRA）管理，但具有独立的功能，受政府监督。新加坡除了评估医疗技术的有效性和安全性之外，在药品和器械准入中也参考了 HTA 结果。

　　国际上的主流评估模式主要有三种：统一评估模式、多主体评估模式和市场评估模式。在英国、法国等国家，政府对医疗技术的监督管理较强，由政府设立第三方评价机构实施统一的评估和监督管理。通过设立国家级的 HTA 机构，如英国国家卫生医疗质量标准署（National Institute of Clinical Excellence，NICE）和法国国家卫生监督局（HAS），统一开展卫生技术评估，将符合阈值的具有成本效果的医疗技术纳入报销目录及临床指南并推广应用，并对各级医疗机构临床指南的实施情况进行监管，通过统一的决策杠杆而非推荐给个体医务人员来推进卫生技术在各地区的覆盖及应用。德国政府对服务供方的管理较少，由医生、医院、疾病基金会、患者等各联合会代表共同组成自治机构联邦联合委员会（Gemeinsamer Bundesausschuss，G - BA），联邦联合委员会虽非政府设立的评估机构，但基于开展的 HTA 结果确定报销目录。在加拿大和澳大利亚等国家，由于卫生系统由多层级构成，国家主要提供财政支持，州或省卫生系统、医疗机构具有医疗技术是否纳入及报销的决策权。HTA 在国家、省级、机构多个层面设立并同时开展，造成医疗技术在州内各医院间、国家各州之间的配置差异。例如，加拿大目前已有 25 家以上的 HTA 机构；澳大利亚则是多数医院设立治疗委员会开展 HTA，作为医院层面技术纳入和报销的依据。在美国等国家，市场私立机构评估为主流模式。美国商业健康保险在医疗保险服务中占重要地位，政府对卫生系统的管理较弱。HTA 机构以私立机构为主，主要由企业资助开展。健康保险公司通过开展 HTA 评估项目来调整保险支付范围，实现控制费用的目标。

　　长期以来，各国都强调 HTA 的效率，主张通过政府支持评估项目和第三方评估机构的发展来提高评估效率。为了提高评估效率，瑞典国家卫生福利委员会（National Board of Health and Welfare，NBHW）委托部分专家组成研究团队对当地医院所采用的新兴技术进行评估；评估通常并不针对单个技术，而是针对某一治疗领域内所需评价的一系列技术，如影像放射领域、神经内科领域、胸外科领域以及心血管领域等。专家团队运用现有的文献和数据对某一领域内的技术提供临床研究证据，委托方以此作为参考进行决策。同时，各国也支持其他专业力量开展高质量的 HTA 研究。例如，加拿大政府也大力支持医院和大学的卫生技术评估机构开展技术评估项目；韩国虽然在卫生技术评估的开展方面相对晚于欧美国家，但在 20 世纪 90 年代政府也陆续资助大学开展卫生技术评估研究，形成相关卫生技术评估实验室或大学研究机构。从最新趋势来说，为了提高效率，第三方评估机构的独立性越来越得到提倡。例如，国际上最具代表性的第三方评估机构英国 NICE 逐渐独立于政府之外，只需对其资助组织英国卫生部负责，通过自己独立的技术评估委员会，从英国国家健康服务体系（NHS）、患者组织、学术界、企业界等招募会员，为新卫生技术指南制定提供决策。但是，目前国际上又出现了反对追求"全面效率"的声音。J. 热姆·卡罗（J. Jaime Caro，2009）提出只要将全面的效率（over all efficiency）视为 HTA 的终极产出，HTA 就无法吸引利益相关者的关注。提供对证据的可信回顾和摘要，以及对建议的干预措施可能产生的健康影响与预算影响进行评估，对于决策制定者来说是十分有用的；在存在多种有效的干预措施的治疗领域中，对这些干预措施在其领域中能提供的特定效益的效率进行评估同样有用。如果希望现有的各种 HTA 不脱离实际，我们必须致力于更加复杂的工作，权衡公众对不同健康效益所赋予的价值，退出追求全面效率这个死胡同。卡罗举例称，如果希望将头痛治疗方案纳入报销范围，则必须在既定的预算下购买最能减轻痛苦的方案，这就需要在这些费用上对效率进行评估。比较有效的减轻疼痛的方案应当入选报销范围，但该范围是否应当包括头痛治疗方案或报销到何种程度完全是另一回事，并不完全取决于效率。

近年来，在卫生政策管理领域中，HTA 引发了较多的关注和争议，这是由于 HTA 带来的高风险收益引起了人们的兴趣。各国相关方面顶级专家学者纷纷撰文以自己的视角探讨 HTA 的本质及其作用。文章《卫生技术评估和循证医学：我们研究的是什么?》（David Eddy et al.，2009）对 HTA 和 EBM 的关系进行了阐述。在文章《讨厌还是受用？管窥英国卫生技术评估的应用现状》（郑亚明、吴晶，2010）、《加拿大卫生技术评估：20 年的发展壮大》（Devidas Menon et al.，2010）、《卫生技术评估：德国视角》（Frank-Ulrich Fricke et al.，2010）、《卫生技术评估：对澳大利亚和新西兰的反思》（中国医疗保险研究会，2012）和《美国医疗决策中的卫生技术评估》（刘庆婧、吴晶，2010）中，来自英国、加拿大、德国、澳大利亚和美国的作者对他们国家中与 HTA 相关的卫生保健组织、评估过程及在卫生保健决策中 HTA 的使用情况进行了描述，并采用如信息和处理过程的透明度、评估过程的独立性和参与度、是否使用 QALY 阈值、处理不确定性的方法及"现实"数据的角色等一系列重要属性，对 HTA 的处理过程进行评估，归纳出 HTA 在实际应用中是如何将一系列因素（包括公平性、有效性、可获得性）综合起来发挥作用的，分析了这一系列因素对患者和服务提供者的选择及可获得性的影响、对卫生保健预算和卫生产出的影响，以及政治在其中扮演的角色。其中，有的文章对所有这些问题和实际应用时需考虑的情况都进行了描述；有的则只描述了作者认为与其国家相关的问题和实际应用情况。文章《卫生保健评估经验：它不仅仅与循证有关》（Peter J. Neumann，ScD 2009）强调了各个国家 HTA 体系和实施过程的相似性，并对将来的发展进行了展望。各国的经验告诉我们，不同 HTA 体系的发展都是在正视支持经济增长和提供基础卫生保健的挑战下获得的。

在 HTA 数据来源方面，按照惯例，总是优先使用随机对照试验作为主要信息来源。仅在少数情况下，非随机化的描述性研究资料才被用作 HTA 报告的主要信息来源。关于收集和使用非随机化资料的可能性问题，已在 2000 年 6 月召开的北欧循证医学中心研讨会上进行了讨论，并成立了一个专门的循证医学小组致力于制定如何使用非随机系统回顾资料的指南。现在已经公认可以通过谨慎地使用非随机化数据资料去进行评估。简·阿道夫森（Jan Adolfsson，2010）提出，由于所选病例组的某些影响因素，即混杂因素分布不同，可能会导致偏倚。失访、对研究人群无代表性以及疾病的错分也会导致病例组间的不同。此外，还可能存在计算和模型选用错误。因此，非随机化研究的总偏倚是混杂偏倚、信息偏倚、错分偏倚和计算—模型错误的总和。这些错误很大程度上可以通过文章所报道的内容进行评估，如发现年龄、肿瘤分级和分期等存在差别。失访及错分通常也可以测量。然而，在大多情况下，偏倚的大小和方向是不可测得的。混杂偏倚可能是最难测量的一种偏倚，随机化可以控制这类偏倚，但随机化试验不可避免地还存在其他类型的偏倚。总之，在 HTA 过程中有时必须使用非随机化资料，这时，我们需要格外谨慎。

二、国际 HTA 决策转化研究综述

关于公共管理领域中的研究如何向决策转化，韦斯（Weiss，1979）提出了七种模型，包括理性、战略、类比三种方式。用于支持决策的主要

证据有：健康获益（死亡率、发病率）、成本效益（一个单位 QALY 的成本）、必要性（如疾病负担、严重程度）、医疗的可及性、公共健康的影响（人群水平）、公平性、创新性（如药理特性、易用性）、预算影响、伦理/法律考虑、决定/指导实施的可行性等。

公共管理领域决策转化的另一重要理论——双阵营理论认为存在两个缺乏考虑彼此视角能力的阵营。卡普兰等发现，社会科学家认为自己是理性的、客观的和思路开放的，认为决策者是行动的和利益导向的，对证据和新观念的态度淡漠；决策者认为自己是有责任感的、行动导向的和务实的，认为科学家是天真的、专业驱动的和对实际情况不负责任的。双方阵营之间的双向沟通可以促进双方对政策问题和所需要知识类型的相互理解。这就需要研究者和决策者就可以在循证基础上解决的问题和需要政治判断的问题达成一致意见。这并不意味着单独的研究可以回答政策问题，因为总会需要一些政治判断。双向沟通的目的是帮助确保研究适当地影响决策制定者的判断，而不是由研究人员承担决策制定者的角色。

关于证据的"利用"或者说"应用"已经有一定的理论研究。对不同类型的应用最常见的分类是指导性的（"推动性的"或"计划的"）、选择性的（"象征性的"或"合法的"）、启发性的（"概念的"）证据应用。指导性证据应用是指研究成果的明确应用，这说明如果研究结果是与解决方案相关的，结果应直接影响解决方案，而不需要过多的判断。选择性证据应用是战略性的，包括"合法化和维持已确定决策"的使用。启发性证据应用是指帮助"建立"新的目标和可实现的基准，有帮助丰富和深化对问题的复杂性和措施的意想不到的后果的理解。

现有研究发现，卫生决策制定者也使用了上述三种应用方法。指导性应用通常是通过政府部门设立研究者和决策制定者共同制定研究议程的科学中心这种方式来实现的。许多国家的研究单位为得到政府的核心资助需要与决策制定者进行交流。除了传统的学术同行评审路线，还有很多研究者向政策评论家提交研究建议，这些评论家可以提供宝贵意见。

在启发性或选择性应用中，证据被直接利用的程度与下列因素相关。（1）决策者的等级：上、中、下层；（2）政策问题的类型：模糊复杂的或明确简单的；（3）问题的不同：采纳还是执行，决定或是行动。然而，许多政策制定者都偏向采纳支持他们已经制定的决策的证据，并对与此冲突的证据不那么热衷。英韦尔等（Innvaer et al.，2004）回顾了24项关于卫生政策制定者对他们的研究证据在卫生政策决策中使用的看法的访谈研究（共2041次访谈），发现最常见的促进因素包括个人接触、时效性和政策建议的总结纳入。最常见的障碍是个人接触的缺乏、时效性的缺乏和相互不信任。因此，提高证据决策转化的重点应该是，如何在科学家和决策制定者间合作推广成功经验，提高促进因素、抑制障碍因素。不过，问题的解决远远不是简单地增加科学家和政策制定者间的个人接触，或要求科学家提供及时和相关的研究结果这么简单。

针对可能使问题得到解决的方法，崔（Choi，2005）提出了以下问题。

（1）是否应该鼓励科学家/研究者或决策制定者与他们的"对手"建立对话？

研究者获得的经费不包括提供信息传播，如对与公众（包括政策制定者）接触交流不给予奖励。将研究成果对公众进行传播往往需要研究者对其研究和成果进行相当程度的简化。在研究结果变得毫无意义之前，科学思维和成果只能被有限简化。因此，一方面，要鼓励决策制定者获得更高层次的科学训练；另一方面，研究者需要建立一个可以使科学工作被理解和利用的产出方式。然而，除非有激励机制，否则上述事情都不会发生。

（2）科学家/研究者和决策制定者之间是否应该有知识经纪人（或转化科学家）？

科学家和政策制定者是高度专业化的群体。知识经纪人可以作为催化剂来寻找、培育这两个群体之间的关系。换句话说，他们可以确保决策制定者使用的是"正确的科学"，科学家是"正确地做科学"。例如，整合和综合科学信息转化为知识，良好的知识经纪人可以对淹没在信息里的决策者说："这是根据目前的知识，这个国家的十大主要问题清单"；知识经纪人可以对科学家说："给我解决这些问题的研究"，然后产生一个循证的最佳实践库。对于证据和信息的需求，理想的情况应该是来自决策者本身，但这通常不会发生。知识经纪人的关键作用是"转化"这一需求并以一种可以理解的透明的方式"翻译"来自研究界的信息，包括与政策制定者已经确定的决策"冲突"的证据。知识经纪人也可以帮助科学家们注意要吸引政策制定者对"灯塔"指标的思考。这些指标是政策的指导灯；它们协助政府做战略规划以及政策的选择；它们脱离了混乱的数据，是高度清晰的。

（3）是否应该有组织力量建设干预措施？

这些组织力量指的是可能包括在组织内的机制和流程，以确保研究人员和政策制定者的投入。例如，美国科学促进协会（American Association for the Advancement of Science，AAAS）有一个项目，科学家正在被积极鼓励进入决策领域。未来对政策制定者的要求可能会有所不同，公共管理的世界正在改变。有了首席知识官将会怎样？像其他资源管理一样，每个组织需要知识管理者——想象一下行政总裁或首席执行官。政策制定者为什么要和一个甚至可能不理解政策问题的科学家谈话？他只需要给首席知识官拨一个电话。

（4）研究应该超出生物医学界传统认为的定义被更广泛地定义吗？

广义上可以认为，研究是一种投资，而不是成本，所有国家应该有一个卫生研究系统，推动卫生部门改革，研究应适用于提高卫生公平程度，研究必须依据普遍的道德标准进行，研究结果对所有人都应该是可及的。公共卫生的一个重要挑战是加强卫生系统。为了加强卫生系统，有必要进行人力资源开发，加强卫生系统开发业务研究的能力。在这方面，政府决策主体和学术/研究机构之间迫切需要建立伙伴关系。

（5）知识转化的起点是否应重新定义？目前大多数"研究向政策转化"的努力是否集中于错误的"起点"（研究者）？

崔（2005）提出目前决策转化可能有一个重要的但一直被忽视的部分，即参与研究重点的设置。在循证政策中公民或社会扮演重要角色。真实世界中90%的问题是这样被解决的：解决错误的问题；阐明因此无法回答的问题；指出问题太笼统；在对问题统一之前试图找到解决问题的一致答案。研究投资者和决策制定者必须有更多技能来确保科学家花时间研究的是正确的问题，是社会最大的潜在问题。应鼓励决策者资助综合研究以及影响评估，以支持决策。科学与政策相互联系起来能提高决策的稳定性。理想状态下，所有的决策都应该是"循证政策"，所有的研究都应该提供"循证证据"。换言之，政策应该基于证据，一旦制定政策，就应该有如何实现目标、制定、实施和评估所需策略的证据。除了决策制定者密切地参与科学研究没有更好的方式。然而，我们必须谨慎小心，确保"循证决策"不能成为"循证证据"——捏造、选择适合和证明某些被制定的政策的证据。有时，政策制定者要拓展研究结果的解释来加强他们已经决定的政策的"有效性"。另外，研究经费经常来自政府，主观性和批评政府政策的自由性的丧失是非常大的潜在危险。

（6）同行评审的责任是否应延伸到决策制定者？

越来越多的决策制定者都尊重这个行业的质量标准，部分是因为科学文献有助于扩大政策的影响范围。决策制定的成功和失败的经验都应发表在科学期刊上，以供批判性的同行评审及其他科学家和政策制定者参考。这种双重责任可以为研究者影响卫生决策的制定和实施提供很好的机会。社会将因研究者和决策者的更多责任而受益。

（7）研究者和决策制定者是不平等的合作伙伴，因此必须做更多的工作来促进他们的对话？

研究结果在政策活动中的应用从政策制定者的角度来看是"多对一"的关系。政策制定者必须响应多个利益相关者群体，如私营部门和一般公众的需求。科学家只是处理者和关注者，在这个意义上，科学家和政策制定者并不等同于合作伙伴。政策制定是在不确定的基础上作出判断，而不是在科学基础上作出判断。科学家们面临的一个挑战是，如果他们想影响政策，不仅要说服政策制定者，也要说服和动员人们。这就要求研究者理解不同的决策制定背景，更重要的是通过良好的媒体传播和与不同的利益相关者的合作关系影响公众的观念和行为。知识经纪人可以在这方面帮助科学家。

（8）是否应该承认政策制定过于简单化，甚至只是纯粹基于研究证据？

除了科学证据，政策也要基于价值观、情感和利益集团的意愿。在某些情况下，明智的决策者在没有研究支持的情况下也完全可以制定出好的决策；在其他情况下，政策制定者更要听取选民的意见，而不是科学家们的研究。另外，未能抓住可获得的证据可能会延误决策干预的机会。因此，行动和深入研究之间的平衡很重要。

　　针对知识转化的程度，国外研究主要有两种分类方法：第一种方法根据知识利用的类型将知识转化分为三类，即象征性使用（symbolic use）、概念性使用（conceptual use）和工具性使用（instrumental use）；第二种方法则根据知识利用的不同阶段将知识转化分为六类，即知识传播（transmission）、形成认知（cognition）、参考借鉴（reference）、采取行动（effort）、形成影响（influence）和推广应用（application）。

　　关于 HTA 的决策转化没有特别专门的研究，一方面可能是由于 HTA 的方法已经包括了政策转化功能；另一方面可能是由于国际上卫生领域循证决策的理念已经比较普及，而 HTA 决策转化研究只是其中一部分决策转化应用。

三、国际 HTA 研究进程及最新进展

　　政策的产生、采纳和实施通常被视为一种政治和官僚活动。然而，研究可以通过提供科学验证过的选项使决策更符合实际，而不是让基于政治利益和意识形态的数据影响各个水平的活动。在恰当的时间对恰当的人来说，信息的可及性和交流是很重要的。它必须可以在某种程度上被不熟悉技术细节的人接受并能够理解观点或信息的本质。重新组织信息或精简至对于科学家来说过于简单或不精确的程度是重要的。科学家们必须能忍受在使用其数据时因简单化所致的缺陷，并对此作出权衡和妥协。

　　影响关于大学研究成果应用于决策的研究的概念和方法上的主要陷阱有四个：研究对象的组成；因变量"应用"的定义；与自变量相关的问题；导致不能接受受访者未能正确报告和解释其行为的问题。

　　大学研究结果的应用既不取决于研究产出的特性，也不取决于研究的焦点在于学术知识的优越性或使用者的需求，它取决于使用者学习的努力程度、学者对研究成果的适应度、学者与使用者之间联系的紧密程度，以及使用者方面的组织情境因素。研究成果的决策转化受很多因素的影响，很难整合进一个关于知识利用的综合理论内。因此，需要更多的理论研究去提炼有关知识利用的理论，同时需要更多以经验为依据的

研究更好地辨别出影响研究成果在不同政府机构和政策领域中转化的因素。

　　卫生决策是一个复杂的过程，决策者需要对各种不同类型的研究证据和价值观进行权衡和取舍。学者提出了将多准则决策分析（multi-criteria decision analysis，MCDA）应用于卫生技术评估。MCDA 方法是支持系统性和一致性决策制定和促进决策者反思的工具，是在具有相互冲突、不可共度的有限（无限）方案中集中进行选择的决策，其目的是支持决策者基于多种、经常是互相冲突的准则评估备选方案。MCDA 决策过程包括问题的识别和构建、模型的建立和应用，以及制订行动计划。MCDA 模型包括四个主要成分：评估的备选方案；备选方案的评估准则；基于准则的评分（评分体现备选方案期望表现的价值）；准则的权重（权重测量了每项准则相对于其他准则的价值）。MCDA 模型的 15 个决策标准包括：疾病影响（D1：严重程度；D2：患病群体大小）、干预背景［C1：临床指导；C2：相对的干预限制（未满足需求）］、干预产出［I1：效益/效用的提高；I2：安全性和耐受性的提高；I3：病人反馈产出（PRO）的提高］、受益类型（T1：公共卫生利益；T2：医疗服务类型）、经济性（E1：预算对卫生计划的影响；E2：成本效益；E3：对其他支出的影响）、证据质量（Q1：对决策主体要求的遵循；Q2：报告证据的完整性和一致性；Q3：证据的相关性和有效性）。

　　除了 MCDA 价值的估算，加权评分过程通过刺激思考和讨论支持小组审议。分配权重的过程促使决策者反思其所重视的是什么，以及为什么重视它的价值。权重还可以为卫生计划的任务和具体优先性设置阶段。评分本身的过程有助于决策者通过每个单独的问题思考。在委员会水平，权重的变化揭示了参与者之间的个人价值观的差异，表明决策制定委员会组成方式的重要性，委员会成员间不同的打分有利于区分出那些可以从更进一步讨论中获益的方面。最重要的是，就像德拉蒙德等探讨的那样，加权和得分可以使影响决策的多重考虑因素明确化并且在 HTA 和决策之间创造清晰的联系。这种基于 MCDA 的适用于特殊情境的方法，提供了一种揭示决策制定者不同观点（个人的加权和打分）的途径。

　　MCDA 已被广泛用于决策形成、HTA 优先级设置和其他政府事务，如药物的效益—风险评估（权衡效益和风险）。MCDA 也被应用于病患和医生间的共同决策、评估筛选疗法和卫生保健技术。MCDA 技术识别和包括了病人的个人喜好，但也要指出 MCDA 模型的复杂性和花费时间的缺陷。用于重新分配稀缺医疗资源的项目预算和边际分析（PBMA）方法也是以 MCDA 方法为基础的。MCDA 方法已经得到了卫生部门的关注，但由于该方法的复杂性、对大数据的要求和组织的困难，其运用是有限的。

另一个模型——证据和价值对决策的影响（the evidence and value：impact on decision making，EVIDEM）框架的设计，主要是为了通过刺激思考和交流，使与卫生保健干预相关的思维过程更明确地支持卫生保健决策。其发展是为了将 HTA 和 MCDA 方法结合起来。其目的是结合在标准水平上提供综合证据的"标准化"HTA 报告，用与情境有关的工具建立适应决策制定者语境的核心 MCDA 模型。这种方法是为了促进知识转化，通过系统考虑所有决策标准支持协商过程，以优先考虑卫生保健干预，促进决策的传达。

许多与决策情境相关的其他标准可能在其利用和补偿的干预措施及最终的决策中扮演重要角色。在包括政策性的和历史性的情境中，卫生保健系统的产出能力和阻碍来自利益相关方的压力和资源配置的伦理原则（有效性、效率和公平性，包括关于准入和公平的优先性）。这些方面可以归入洛马斯（Lomas）和其他人定义的证据的"情境敏感"模式，并且在被真正审议时应被包含在程序里。为了保证对影响决策的所有方面的系统性考虑，需要形成一个支持这种特定情境和伦理准则的高质量工具，并将其整合进 EVIDEM 框架。在特定优先性被定义的环境中（如基于人口年龄的优先性），有些情境特殊的标准可以被整合在 MCDA 模型中。被提议的模型的终端用户需要反映哪些标准应被包括或是否要延伸某些亚标准去适应模型中的框架，以更好地在它们的环境中符合其目标。

卫生保健干预措施的寻找、评估和信息整合，以及发展中的知识转化工具，对于卫生保健决策制定和促进知识转化来说都是重要的。决策制定框架的一个独特特点是对 MCDA 模型中每个标准一致的综合性证据的 HTA 标准的应用。

证据和价值对决策的影响框架整合了证据质量和价值判断（内部和外

部价值）为决策者提供帮助，通过科学透明的决策工具增强了决策者和研究者之间的交流与合作。EVIDEM 还被运用于医保决策，结果表明，该框架采用连续性的方法有效地评价了卫生保健干预措施。

在医院水平实施 mini-HTA 的主要优势是，HTA 方法和程序的简单、可行、及时性能够支持新的卫生技术相关的决策制定成为可能。然而，医院决策制定者在决定优先投资时，直接在 mini-HTA 报告中进行比较是困难的。该工具显示了 HTA 是如何被放置在风险值矩阵中的，因而当决策过程涉及之前由 mini-HTA 评估过的卫生技术时是有帮助的，可以为固定预算情况下卫生技术投资的优先级提供更明确的信息。

另外，各评估机构间的合作及国际网络的发展，如加拿大药物和卫生技术局（Canadian Agency for Drugs and Technologies in Health，CADTH）与卫生技术评估卓越网络（Network of Excellence for the Assessment of Health Technologies，NEAHT）形成合作网络，以及欧洲国际卫生技术评估机构网络（International Network of Agencies for HTA，INAHTA）、国际药物经济与结果研究学会（The International Society for Pharmacoeconomics and Outcomes Research，ISPOR）及欧洲 HTA 网络（European network for HTA，EUnetHTA）等，有力地促进了 HTA 结果的广泛传播和应用。

四、国际 HTA 决策转化研究进程

（一）公共管理中的知识转化

关于公共管理领域中的研究如何向决策转化，韦斯（1979）提出了七种模型，可以概括为三种基本方式：（1）理性方法："知识驱动"型和"问题解决"型。这种方法代表了研究人员和许多其他人的传统思维：政策过程在本质上是合理的；如果有相关研究结果，决策制定参与者会自觉使用；如果决策需要相关研究，参与者也会自觉委托机构进行研究。（2）战略方法：政治型和战术型。这种方法把研究作为支持预测状况或延迟决策的证据。（3）类比方法："交互"型、"启蒙"型和"知识追求"型。这种

方法强调研究和决策都是伴随其他社会过程发生的。研究结果有利于决策制定者意识到现存问题并在问题解决中扮演丰富角色。

（二）卫生管理中的知识转化

2006 年，格雷厄姆（Graham）等学者提出了"知识到行动"（knowledge to action，KTA）理论框架，阐述了知识转化（knowledge translation）与知识转移（knowledge transfer）、知识交流（knowledge exchange）、科研应用（research utilization）等相关概念的区别与联系，并将"知识到行动"划分为知识产生和行动两部分。

HTA 报告作为知识的一种，明确 HTA 的产生方式有助于更好地认识和定位 HTA。目前知识产生可以分为两种类型。其一，传统的学术研究为 I 型知识产生。其二，具有下列特点的为 II 型知识产生：一是产生于应用的背景——围绕特定的应用或政策问题产生知识，II 型知识产生必须考虑使用者的利益；二是社会责任意识对研究影响的最初建立，社会责任贯穿于整个知识生产，不仅体现于科研结果的解释和传播，也体现于问题的定义和研究重点的设定；三是在特定的应用背景下整合一系列的利益——作为对传统的科学质量控制（同行评审）的补充，具有整合相关方利益并作出社会可接受的决策的能力是质量标准的一部分。

由于 HTA 在具体项目和 HTA 机构的绩效方面保持着与利益相关方的持续性对话，符合上述三个特点，因此 HTA 属于 II 型知识产生，并与科研应用的社会作用模型相关。

科研应用是使特定的基于研究的知识（科学）在实践中应用的过程，聚焦于推动研究发现转化为实践，利用研究来指导实践，并特别关注研究证据（即科学研究的结果）的使用。科研应用模型可分为以下四种：科学技术驱动模型、经济需求拉动模型、机构性传播模型和社会作用模型。前面提到知识转化是包括知识整合、传播、交流和符合伦理使用的动态和循环的过程，以改善人群健康，提供更有效的卫生服务和产品，加强卫生服务体系建设。其中，知识通常涵盖了认知的所有形式，即研究以及其他认知形式，因此，科研应用是知识转化的一个具体部分。

（三）HTA 的决策转化

决策需要大量证据的输入和支持，HTA 只是决策输入的一种。政策分析、循证医学、卫生经济学评估和社会人文科学这四种主流的研究方法推动了 HTA 的发展，其中政策分析为 HTA 作为决策制定的一种输入来源建立了大体框架。HTA 通常不是唯一的输入来源，也不总是最重要的输入来源。因此，HTA（或其建议）不应与实际采取的决策混淆。尽管大众观点并不认为决策过程（或是决定）是理性的，但 HTA 确实可以提供重要的循证医学的输入从而影响决策者。同时，虽然研究结果并不直接应用于一项具体政策，但仍然可以影响议题设立过程和政策问题的框架构建和理解。HTA 最初的目的是支持决策者做出关于卫生技术应用的循证决策。HTA 的任务是建立决策和研究领域的联系，当 HTA 采用一个具体的政策问题作为起点时，HTA 和决策之间的联系就可以得到保证。政策问题会转化为大量可以通过系统评估和研究结果的分析来回答的 HTA 问题，这些回答和结果综合形成 HTA 报告，作为影响决策的证据基础。

HTA 为关于卫生服务中技术使用的决策过程提供循证的输入。它具有作为政策和研究领域之间的中介机制的潜在功能，这取决于 HTA 产出者具有关于决策及其条件的深入、详细的知识，并且它的使用者（决策者）要有意识地（有积极的经验）使用 HTA。这需要产出者和使用者之间知识和经验的分享，为确保证据影响决策的成功建立标准。因此，HTA 应用于决策很大程度上取决于产出者和使用者相互间的理解和对使用者需求的尊重。除此之外，HTA 决策转化还取决于很多因素，如 HTA 机构的职责和职权范围，以及特定项目的时限性和 HTA 参与到决策过程中的方式。HTA 是科研和决策之间的桥梁，基于科研结果的评估和决策制定间彼此依赖又相互独立。

即使决策过程不总是理性的，决策者也可能在一定程度上应用了 HTA 结果，因为一个由于意识形态、利益或政治压力的原因而采取的立场不太可能被 HTA 改变。但特定的 HTA 报告结果仍然可以被那些支持其立场、与其立场一致的决策所应用。这也可以认为是 HTA 在决策过程中的利用，即使它不符合"预期使用者按预期使用"。

➡ 五、HTA 决策转化的基本理论

（一）HTA 符合卫生经济学中的公平效率原则

关于卫生技术评估的经济学特性，李静（2003）认为，HTA 微观经济学特性主要涉及某一卫生技术的成本、价格、付费情况和支付水平等，也涉及比较应用卫生技术时对资源的要求和产生的结果；HTA 宏观经济学特性包括新技术对国家健康费用的影响、对卫生资源在不同健康项目或健康领域中分配的影响，以及对门诊和住院病人的影响，还包括对调控政策、卫生改革和技术革新的政策变化、技术竞争、技术转换和应用的影响。由卫生技术评估的相关概念及其经济学特性可知，卫生技术评估需要多学科的不断融入、综合，尤其需要卫生经济学相关理论原则的加入与指导。

卫生经济学评估已经被广泛地应用到循证决策中，越来越多的临床实验将卫生经济学评估作为其不可缺少的组成部分。从卫生经济学的角度来看，卫生资源是稀缺的，但人的需求却是无限的；供需的不均衡成为卫生费用不断增长的一个重要原因。使用卫生经济学基本原理和方法对卫生技术进行经济学评估，使有限资源发挥最大效益，从而体现公平效率，显得尤为重要。常用的卫生经济学评估方法包括成本效果分析（cost-effectiveness analysis，CEA）、成本效益分析（cost benefit analysis，CBA）、成本效用分析（cost-utility analysis，CUA），以及最小成本分析（cost-minimization analysis，CMA）。

1. 成本效果分析

成本效果分析主要用来评价使用一定量的卫生资源（成本）后的个人健康产出，这些产出表现为健康的结果，用非货币单位表示，如发病率的下降、延长的生命年等，也可采用一些中间指标，如免疫抗体水平的升高等。成本效果分析是采用相对效果指标（如慢性病人发现率、控制率等）和绝对效果指标（如发现人数、治疗人数、项目覆盖人数等）作为产出或效果的衡量单位。

2. 成本效益分析

成本效益分析通过比较不同备选方案的全部预期成本和全部预期效益来评价备选方案，为决策者选择计划方案和决策提供参考依据，即研究方案的效益是否超过资源消耗的机会成本，只有效益不低于机会成本的方案才是可行的方案。不同方案之间的相互关系一般有三种情况，即相互独立的方案、相互排斥的方案及相互依赖的方案。成本效益分析方法根据是否考虑货币资金的时间价值分为静态分析法和动态分析法。

3. 成本效用分析

成本效用分析是通过比较项目投入成本量和经质量调整的健康效益产出量，来衡量卫生项目或治疗措施效率的一种经济学评价方法。它是成本效果分析的一种发展。其成本用货币单位表示，效用为项目获得的质量调整生命年（QALY）。质量调整生命年是用生活质量效用值为权重调整的生命年数。生活质量效用值是反映个人健康状况的综合指数，取值范围在 0~1 之间，0 代表死亡，1 代表完全健康。常用的确定健康状态效用值的方法有评价法、文献法、抽样调查法。

4. 最小成本分析

最小成本分析是指在项目的产出或效果、效益和效用没有差别的情况下来比较不同措施的成本，选择成本最小的措施优先考虑。

（二）HTA 符合卫生经济学中的追求卫生资源配置最优化原则

广义来说，卫生资源（或卫生服务生产要素）包括卫生人力、财力和物力等硬资源，以及卫生技术、卫生服务、卫生管理、卫生信息等软资源，卫生硬资源和软资源都是卫生资源的重要组成部分。卫生资源配置是指卫生资源在卫生行业或部门之间的分配和转移。卫生资源优化配置指按公平、合理和最优规划的原则配置卫生资源，把有限的卫生资源配置到最需要、最能发挥利用效率和取得最大社会经济效益的地方。卫生资源配置的最优化包括供需平衡、效率和效益最大化。卫生资源合理配置是优化配置的基础，在供需平衡基础上，实现卫生服务充分有效的利用、发挥卫生资源最佳利用效率、获得最大社会经济效益，才能称为卫生资源最优化配置。

　　HTA 属于卫生资源优化配置研究中方法学领域的范畴。在指导思想、目标和原则确定之后，方法学往往是最重要和最关键的问题。通过 HTA 在对卫生资源分布、结构和利用现状进行调查、分析、研究的基础上，针对存在的问题采取相应措施进行调整，做到卫生资源配置的布局和结构合理，使卫生资源得到充分有效的利用，实现卫生资源的合理有效配置。还可以采用供需平衡和最优规划方法，定量研究卫生资源优化配置，根据研究结果指导和进行卫生资源的分配与调整，达到卫生资源优化配置，其特点是定性定量相结合，将数学方法应用于卫生资源优化配置的研究中。卫生资源优化配置较为复杂，其定量分析与研究有相当难度，但具有重要的理论价值和意义。

　　总之，公共卫生资源的有效配置离不开卫生技术评估和卫生经济学评价的指导。卫生经济学不仅对发达国家起到了很好的指导作用，对发展中国家的临床实践模式、资源利用、卫生保健系统的规范和政策制定也起到了重要作用。

（三）知识转化的基本理论

　　在研究应用领域，国际上存在着几种与知识转化相关的概念，有部分重复又各有侧重，如知识转移和知识交流可以互为借鉴。

　　国内外有关知识转化的研究基本趋同，主要集中于知识如何有效地从知识生产者（如研究者）流向知识使用者并得到高效益的应用。加拿大卫生研究所将知识转化解释为：知识转化是一个广泛的概念，包括知识的产生和它的应用为社会带来效益的所有阶段。具体为知识传播、交流、技术转移、伦理理念、知识管理、知识应用、研究者和知识应用者之间的双向交换、实践研究、技术评估、全球环境下的成果分析以及一致性指导意见的发展等。

面对庞大繁复的理论内容，"知识到行动"理论框架将知识转化、知识转移、知识交流、研究应用、实践、传播等归纳为"知识到行动"中的几个或全部环节。其中，知识转化几乎涉及"知识到行动"的所有环节。而"知识到行动"理论框架的意义就在于界定了知识转化与其他相关概念之间包含/被包含或重叠的逻辑关系，并将复杂的知识转化的定义进一步清晰化。"知识到行动"可划分为知识产生和行动两部分。其中，知识产生部分包括知识探究、知识合成和知识工具/产品三个环节；行动部分则是一个环形的知识应用过程，首先从确定一个需要被解决的问题开始，筛选确定与之相关的知识或研究，然后将这些知识进行适度调整使之与具体问题相适应，分析知识得以应用的阻碍以选择合适的干预手段改善知识的应用，最后监测知识的应用情况，评估知识应用所带来的效益以及维持源源不断的知识应用。行动部分中的各个环节是动态的，彼此影响而且受知识产生部分的影响。

六、HTA 决策转化阻碍因素及改进意见

（一）HTA 决策转化阻碍因素

很多国家已经把卫生技术评估应用于卫生决策，在决策转化中拥有丰富经验，同时也存在着一些不容忽视的问题。其中很大一部分阻碍因素是在很多国家同时存在的，是 HTA 向决策转化的道路上必不可少的探索，并不是 HTA 本身不可改变的属性问题。

此部分参考的英文文献较少，主要采取的研究方法为文献分析法，可能因为国外相关研究开展的时间比较长，不需要类似问卷调查这样的原始数据收集；笔者在回顾了 70 余篇中文文献后发现，复旦大学陈英耀老师及他的团队所做的相关工作更加全面系统，因此中文文献部分主要参考了该

团队的成果。

国外 HTA 决策转化相关文献中讨论的研究向决策转化的阻碍分类归纳如下。

1. 决策方

（1）缺少对研究影响政策的重要性的认识。

（2）过于强调数据，一些实质性问题的提出同样可以影响政策。

（3）对评估有限的知识和理解。

（4）决策和指导传播的无效性和不充分性，不是所有利益相关方都能充分了解决策。

（5）可怜的财务预算（对成本及实现资源需求和相关技术扩散的不充分估计）。

2. 研究方

（1）研究结果仅在学术界的传播限制了决策者的访问。

（2）在综合满足不同政策关注者所需研究结果方面能力的欠缺。洛马斯描述了四种具有不同信息需求和交流方式的关注者——立法的、行政的、临床的和生产的。

（3）研究过程中缺少与决策者的合作。

（4）缺少向决策者传播研究成果的能力和途径。

（5）缺少传播所需资金支持。

（6）研究结果的格式和解释。学者发表的文章往往较长且专业性很强。

3. 其他相关因素

（1）政治驱动（HTA 和决策者之间的目标差异或缺少对 HTA 的承诺）的失调或不足，研究证据的产生过程和决策制定者需求之间的匹配度不够。

（2）捐助者驱动型研究。当国际捐助机构调查的卫生问题和国家政策制定者重点关注领域之间存在悬殊差异时，决策者往往会忽视此类研究。

（3）缺少正式的交流渠道。

（4）政治影响。快速变化的政治局势以及政策的形成受到政策优先性的影响和政府资源的限制。

（5）利益相关者可能会把 HTA 过程当作政策性的、非正式的或临时性的，阻碍了决策实施。

（6）资源能力、病人人群、卫生需求和现有预算的地区性差异也可能阻碍国家决策或指导的实施。

（二）促进 HTA 决策转化的建议

针对 HTA 决策转化机制中的不足和各种障碍，国外学者从决策方和研究方两方面提出了政策建议，以提高决策制定中的研究利用。

1. 决策方

（1）HTA 结果与决策过程之间的联系必须是透明的、被明确定义的。

（2）建立循证、公开、透明、利益相关者参与的卫生技术评估模式。

（3）在大的政策和社会环境下，促进因素可以推动卫生体系中不同水平的决策制定对 HTA 的应用。例如，政府和各种机构越来越偏向于知识密集型且相关机构大量增加，知识型社会的建设为推动循证政策的发展提供了有利环境。

（4）同时，经济压力下需要决策者特别注意支出预算，HTA 经常聚焦于改善经济和资源的有效利用以减少预算赤字，提供有价值的信息来协助决策者将有限的预算分配给成本效益最高的项目。因此，财政困境对公共部门内 HTA 的应用具有潜在的推动作用。

（5）决策制定中日益增长的复杂性一般也可以作为一种促进因素。由于政策问题变得越来越相互依赖，在跨越行政边界解决复杂问题时会涉及大量的参与者/利益相关者的合作。这种政策领域之间横向的相互依赖，需要对政策环境的全局把握以及决策的多学科输入。

2. 研究方

（1）提高评估产生的证据和建议与决策者所需信息的可比性：明确谁

是研究的关注者，研究初始就要明确最后产出什么结果，这要求研究者在计划和设计课题阶段与决策者进行交流，而不是在研究结束后。

（2）研究者对较长期计划感兴趣，但也应包含短期目标以满足决策制定者的需要。如果被提议的工作没有出现在决策者的"雷达扫描"范围内，是不可能被注意到的。

（3）在研究的各个阶段涉及关键利益相关方，以确保它是需求驱动的。

（4）研究完成后，研究者应主动向利益相关方传播结果，信息要简明扼要。

（5）HTA 结果需要正确传达给不同决策者，根据核心 HTA 的基本结构建立一个互动模式。不同的决策者可以得到与他们相关的成本收益分析结果。

参考文献

［1］樊宏，刘越泽．国内外卫生技术评估研究现状及应用［J］．国外医学（卫生经济分册），2007（2）：72－76.

［2］樊宏．CT 与 MRI 在脑血管疾病诊断中有效性的评价及费用——效果分析［D］．山西医科大学，2007.

［3］耿劲松，陈英耀，吴博生，黄媛．卫生技术评估应用于决策的方法探析［J］．中国卫生资源，2014，17（4）：262－264.

［4］李静．卫生技术评估的基本方法［J］．中国循证医学杂志，2003，3（4）：315－320.

［5］刘晓强．卫生技术评估的发展［J］．国外医学（卫生经济分册），2003（4）：145－150.

［6］唐慧，沈晖，李雅妮．国内外卫生技术评估发展现状研究［J］．中国卫生产业，2015（5）：196－198.

［7］王丽丹，王安珏，吴宁，等．安徽省农村脆弱人群现金卫生支出致贫影响及其相关因素分析［J］．中国卫生经济，2013，32（5）：69－71.

［8］杨启佑，胡淑礼，罗珍淮．卫生综合效益评价方法的研究［J］．中国卫生经济，1996（5）：29－31.

［9］岳晓萌，丛博，吴久鸿. 药物经济学评价的应用与重要性 ［J］. 首都医药，2014，21 （4）：16 - 17.

［10］Banta H. D. , Luce B. R. . Assessing the Cost-effectiveness of Prevention ［J］. Journal of Community Health, 1983, 9 （2）：145 - 165.

［11］Battista R. N. , Côté B. , Hodge M. J. , Husereau D. . Health Technology Assessment in Canada ［J］. International Journal of Technology Assess Health Care, 2009, 25 （S1）：53 - 60.

［12］Chang-yup Kim. Health Technology Assessment in South Korea ［J］. International Journal of Technology Assessment in Health Care, 2009, 25 （S1）.

［13］Corinna Sorenson, Rosanna Tarricone, Markus Siebert, Michael Drummond. Applying Health Economics for Policy Decision Making：Do Devices Differ from Drugs? ［J］. Europace, 2011, 13 （S2）.

［14］de Peuter, Littlewood, Annemans, Largeron, Quilici. Cost-effectiveness of Catch-up Programs in Human Papillomavirus Vaccination ［J］. Expert Review of Vaccines, 2010, 9 （10）.

［15］Donald J. Willison, Stuart M. MacLeod, et al. . The Role of Research Evidence in Pharmaceutical Policy Making：Evidence when Necessary but Not Necessarily Evidence ［J］. Journal of Evaluation in Clinical Practice, 1999, 5 （2）：243 - 249.

［16］Estabrooks C. A. . The Conceptual Structure of Research Utilization ［J］. Research in Nursing & Health, 1999, 22：203 - 216.

［17］Galaviz K. I. , Estabrooks P. A. , Ulloa E. J. , Lee R. E. , Janssen I. , López Y. Taylor J. , Ortiz-Hernández L. , Lévesque L. . Evaluating the Effectiveness of Physician Counseling to Promote Physical Activity in Mexico：An Effectiveness-implementation Hybrid Study ［J］. Translational Behavioral Medicine, 2017, 7 （4）：731 - 740.

［18］Goetghebeur M. M. , Wagner M. , Khoury H. , Levitt R. J. , Erickson L. J. , Rindress D. . Bridging Health Technology Assessment （HTA） and Efficient Health Care Decision Making with Multicriteria Decision Analysis （MCDA）：Applying the EVIDEM Framework to Medicines Appraisal ［J］.

Med Decis Making, 2012（2）: 376 - 388.

［19］Graham I. M.. The Importance of Total Cardiovascular Risk Assessment in Clinical Practice［J］. European Journal of General Practice, 2006, 12（4）: 148 - 155.

［20］Innvaer S. , Vist G. , Trommald M. , Oxman A.. Health Policymakers' Perceptions of Their Use of Evidence: A Systematic Review［J］. Journal of Health Services Research & Policy, 2002, 7（4）: 239 - 244.

［21］Menon D. , Stafinski T.. Health Technology Assessment in Canada: 20 Years Strong?［J］. Value in Health, 2009, 12（S2）: 14 - 19.

［22］Michael F. Drummond. The Future of Pharmacoeconomics: Bridging Science and Practice［J］. Clinical Therapeutics, 1996, 18（5）.

［23］Monique Hennink, Rob Stephenson. Using Research to Inform Health Policy: Barriers and Strategies in Developing Countries［J］. Journal of Health Communication, April 2005.

［24］Mubyazi G. M. , Njunwa K. J.. Is Sickle Cell Disease Sufficiently Prioritized in Policy and Socio-economic Research on Diseases in Tanzania? Lessons for the past 50 Years［J］. Tanzania Journal of Health Research, 2011, 13（5）: 340 - 351.

［25］Nabil Amara, Réjean Landry, Moktar Lamari. Les Déterminants de l'effort de Lobbying des Associations au Canada［J］. Canadian Journal of Political Science, 1999, 32（3）.

［26］Perleth M. , Gibis B. , Göhlen B.. A Short History of Health Technology Assessment in Germany［J］. International Journal of Technology Assess in Health Care, 2009, 25（S1）: 112 - 119.

［27］Peter J. Neumann, Michael F. Drummond, Bengt Jonsson, Bryan R. Luce, J. Sanford Schwartz, Uwe Siebert, Sean D. Sullivan. Are Key Principles for Improved Health Technology Assessment Supported and Used by Health Technology Assessment Organization［J］. International Journal of Technology Assessment in Health Care, 2010（26）: 71 - 78.

［28］Phanthunane P. , Vos T. , Whiteford H. , Bertram M.. Cost-effectiveness of Pharmacological and Psychosocial Interventions for Schizophrenia [J]. Cost Eff Resour Alloc, 2011, 9 (6).

[29] Sigmund H. , Kristensen F. B.. Health Technology Assessment in Denmark: Strategy, Implementation, and Developments [J]. International Journal of Technology Assess Health Care, 2009, 25 (S1): 94 – 101.

[30] Thokala P. , Goodacre S. W. , Collinson P. O. , Stevens J. W. , Mills N. L. , Newby D. E. , Morris F. , Kendall J. , Stevenson M. D.. Cost-effectiveness of Presentation versus Delayed Troponin Testing for Acute Myocardial Infarction [J]. Heart, 2012, 98 (20): 1498 – 1503.

[31] Trostle J. , Bronfman M. , Langer A.. How do Researchers Influence Decision-makers? Case Studies of Mexican Policies [J]. Health Policy Plan, 1999, 14 (2): 103 – 114.

[32] Zelner J. L. , Trostle J. , Goldstick J. E. , Cevallos W. , House J. S. , Eisenberg J. N.. Social Connectedness and Disease Transmission: Social Organization, Cohesion, Village Context, and Infection Risk in Rural Ecuador [J]. American Journal of Public Health, 2012, 102 (12): 2233 – 2239.

第三章

中国 HTA 及 HTA 决策转化研究进展

➡ 一、中国 HTA 研究综述

中国的 HTA 工作起步较晚，但近年来发展迅速。在 HTA 组织建设上，1994 年在上海第一医科大学公共卫生学院成立了 HTA 中心，随后相继成立了浙江大学生物医学工程技术评估研究中心和北京医科大学医学伦理研究中心。1997 年在华西医科大学成立了中国循证医学中心。2001 年又在成都筹建中国的 HTA 中心，卫生部也积极参与到了 HTA 的组织建设工作中。2003 年中国的卫生技术评估中心已达到 15 个。2008 年世界卫生组织在中国复旦大学建立了第一个卫生技术评估和管理合作中心，也是亚太地区首家世界卫生组织卫生技术评估和管理合作中心。

在 HTA 制度建设方面，2005 年启动了公立医院评审；2008 年颁布了《医院管理评价指南（2008 版）》；2009 年颁布了《医疗技术临床应用管理办法》；2010 年公立医院改革试点提出建立多方参与的监管制度，加上中国医院协会、中华医学会等第三方机构的积极参与，有效推动了医疗机构第三方评估的建设和发展；2012 年国务院印发《卫生事业发展"十二五"规划》，提出完善卫生技术评估和伦理审查制度等，促进了我国卫生技术评估的建设；2013 年发布《国务院关于促进健康服务业发展的若干意见》，明确提出了大力发展第三方服务，支持发展第三方的医疗服务评价等。原国家卫生计生委决策部门也高度重视卫生技术评估在卫生资源配置中的应用，明确指示要求建立规范的卫生技术评估机构和专业队伍，支持卫生循证决策。《"健康中国2030"规划纲要》《"十三五"国家科技创新规划》《关于全面推进卫生与健康科技创新的指导意见》《关于加强卫生与健康科技成果转移转化工作的指导意见》等一系列文件明确指出，为深入贯彻落实创新驱动发展战略，要推动卫生技术评估工作的发展，进一步增强卫生技术评估工作对科学决策的支撑作用。

中国卫生技术评估文献收录比较分散，目前尚没有建立专门的卫生技术评价文献数据库，此类文献分散收录在中国生物医学文献数据库（CBM）、维普资讯中文科技期刊数据库、中国医院知识仓库（CHKD）等医药卫生类的数据库中。当前，国际上卫生技术评估数据库（Health Technology Assessment Database，HTAD）专门收录此类文献，它是国际循证医学中心（Cochrane Library）众多数据库之一，收录国际卫生技术评估网络成员单位和其他卫生技术评价机构提供的结构式摘要。

2000年，由美国纽约中华医学基金会（CMB）资助，受卫生部科教司、人事司和国家中医药管理局科教司委托，由中国循证医学中心和华西医科大学附属第一医院共同承办了CMB项目首届卫生管理干部循证医学研讨会。与会者共同探讨如何充分利用祖国传统医学独特优势，应用国际统一标准和方法，分享国际资源和信息成果，不断提高我国临床医疗、教学、研究、管理水平，促使循证医学和卫生技术评估的理论、方法在我国推广与发展，促进卫生决策和管理水平的进一步提高。该研讨会旨在借助循证医学和卫生技术评估的方法、原理，借鉴国外的经验、教训，推动我国循证医学和卫生技术评估工作的全面开展，探讨建立适合我国特点的卫生技术准入管理机制，促进卫生管理和决策的科学化。

中国HTA研究主要以典型国家的HTA相关制度分析梳理为主，以期为国内学者及政府相关部门制定决策提供一个学习和参考的模板，其中以复旦大学陈洁、陈英耀团队的研究最为瞩目。陈洁教授在"卫生政策与卫生技术评估""医院管理"等方向研究成果斐然，并获多项国际研究项目资助，相关代表作有《医学技术评估》《医院管理学》等。陈洁（1996）主编的《医学技术评估》一书，是中国卫生技术评估领域的第一本专著。吕军、陈洁、董恒进等（2000）撰写的《伽玛刀的医学技术评估概述》一文在技术两面性背景的影响下，借鉴医学技术评估的理念，通过对伽玛刀安全性、有效性、经济性和社会性的系统评价，提出医学技术评估是一种政策研究的综合形式，其目的是在对医学技术产生的复杂、广泛的影响进行系统评价后，通过制定相应的政策或规范来控制技术应用的范围，既限制和防止副效应，又保证该技术积极效应的有效发挥。陈洁（2008）主编的《卫生技术评估》一书，重新梳理了卫生技术评估的发展脉络及相关理论，成为国内相关研究的代表性著作。近年来陈英耀团队的研究成果较为突出。陈英耀、田丹（2008）在《中国卫生技术评估的机遇和展望》一文中，从卫生技术的安全性、有效性、经济性和社会性四个角度阐述并分析了中国当前卫生技术存在的一些问题，提出中国卫生技术管理明显滞后于卫生技术发展的要求，卫生技术管理体制分散造成管理疏漏，卫生技术政策制定缺乏技术评估的循证支持；并建议适当重构中国的卫生技术管理体系，协调各部门的职能，积极鼓励开展各种类型的技术评估研究，促进技术评估信息的公开透明。陈英耀团队在 2014 年先后发表了《澳大利亚卫生技术评估的应用》《法国卫生技术评估的发展历程与经验总结》《韩国卫生技术评估的发展应用以及对我国的启示》《新加坡、韩国和日本卫生技术评估发展概况及启示》《英国和瑞典卫生技术评估的发展》等系列文章，为中国 HTA 发展提供了经验启示，为分析中国卫生技术评估机构的现状、加强中国卫生技术评估机构的发展提供了参考和依据。在茅艺伟等（2015）撰写的《国内部分卫生技术评估机构现状分析》一文中，运用便利抽样的方法，对中国卫生技术评估机构进行问卷调查。调查结果显示，国内目前各机构规模相差较大，多数机构的运行依赖科研经费，在 2009～2013 年承担卫生技术评估项目、发表卫生技术评估相关论文、向政府递交研究报告、举办卫生技术评估会议、承担卫生技术评估继续教育项目的数目均较少，并提出要充分利用发展良好的卫生技术评估机构的优势，采用会议、培训等形式促进卫生技术评估的发展，扩大机构影响力，使研究成果更具科学性、完整性和可传播性。陈英耀等（2015）撰写的《发展我国卫生技术评估的政策建议》一文提出，为避免卫生技术应用和推广带来的负面影响，在卫生技术生命周期的产生、发展、成熟、进一步推广应用、淘汰等多个阶段需要开展相应的卫生技术评估研究，为决策提供科学依据。建议成立专司卫生技术评估的政府部门及协调专家委员会，构建与技术成长周期相适应的分工协作机制，明晰各部门职责；进一步完善卫生技术评估的选题机制；建立以技术评估为证据、专家评议为形式的评审制度和以公共经费支持为主的技术评估委托机制；逐步提高卫生技术评估研究的质量，促进卫生技术评估信息的传播利用、决策转化。

对 HTA 发展经验丰富的国家的介绍、学习以及国际经验借鉴一直是我国 HTA 研究的一个重点。除陈英耀团队系列文章之外，《美国、加拿大与澳大利亚的卫生技术评估》（文煜、薛迪，2011）、《加拿大的卫生技术评估现状》（吴朝晖，2007）两篇文章以美国、加拿大与澳大利亚为例，回顾了卫生技术评估发展历史、体系结构、参与各方以及对于卫生政策的影响。《英国 NICE 技术评估和临床指南的实施对我们的启示》（赵琨等，2011）、《英国 NICE 卫生技术评估研究决策转化机制及对我国的启示》（隋宾艳、齐雪然，2015）介绍了 NICE 在英国卫生服务体系中的法定定位以及开展卫生技术评估的类别、过程和政策转化机制，以期为促进中国卫生技术评估研究成果在循证卫生政策制定中的应用提供借鉴。樊宏（2007）为了推广这一新型评估技术的应用，曾对 HTA 在各国应用及国际发展脉络有关内容做了介绍，提出 HTA 现正为卫生管理者所应用，并发挥着越来越大的作用，具有较大的应用前景。王海银等（2014）探讨了卫生技术评估在国内外的应用进展，归纳了国际卫生技术评估发展的模式和特点，分析了中国卫生技术评估的进展及存在的问题，并提出了政策建议，为中国政府开展第三方医疗服务评价，特别是发展卫生技术评估事业提供决策依据。

随着 HTA 应用实践的逐渐引入，各地及具体疾病的 HTA 工作也慢慢开展起来，形成了一系列研究成果。胡芳芳等（2004）阐述了如何通过 HTA 提供诊断需要的足够资源、确立诊断的目的、产前诊断覆盖到什么程度和妇女的接受程度，估计诊断的最佳频率和时间。陆春等（2007）利用河南省卫生厅、河南省疾病预防控制中心有关资料以及河南统计年鉴，从成本—效果及成本—效用等方面对河南省艾滋病综合防治效果进行卫生经济学评价。胡泽斌等（2013）通过对现阶段干细胞治疗技术的安全状况进行系统评价，为各层次决策者包括卫生行政部门和患者等提供了合理选择干细胞治疗技术的科学信息和决策依据。王炼等（2013）通过定性研究，分别选取临床及公共卫生相关决策者和卫生行政部门相关决策者进行个人深入访谈，了解到不同单位性质的访谈对象对卫生技术评估的认知度不高，各单位对开展科学、规范化的卫生技术评估工作的需求存在差异，提出卫生技术主管部门应该采取积极有效的措施，分析和解决卫生技术评估在实施中存在的问题，从而促进卫生技术评估工作在卫生领域的广泛开展。

学者们和政策制定者普遍认同 HTA 在控制医疗费用不合理上涨、为各层次决策者提供科学依据、优化配置有限医疗卫生资源等方面具有不可替代的优势，但其在中国的应用仍有很多阻碍。董恒进等（2000）提出国内卫生技术的引进与使用存在着很多问题，包括：在技术发展中，重视诊断和治疗技术的开发、推广，不注重更具成本效果的预防保健技术的开发和应用；在技术分布上，大部分医疗仪器设备过分集中在城市，城市医疗机构技术先进、更新速度快，而农村医疗机构的设备和设施陈旧、过时，分布不合理；盲目购置高精尖医疗设备；药物的过度利用；医院补偿机制不合理等。因而有必要加强卫生技术的评估工作。在目前国内 HTA 机构总体规划上，董恒进等（2002）认为虽然卫生部已建立 4 个卫生技术评估中心，但 4 个中心的工作很不协调，国家还没有一个机构或网络来进行卫生技术评估的总体规划、确定评估的优先项目与投资专项评估经费。卢靖、蔡金华（2006）提出了中国 HTA 及卫生技术准入中存在的一些问题，认为 HTA 中评估与准入的对象多指卫生技术本身，但实际上还应包括对医疗行为的主体（医疗机构）与客体（患者）的评估。在国内尚不成熟的评估与准入体系中，忽视对主体与客体的评估现象十分普遍。王炼等（2013）认为，由于政策法规、部门规章缺失，评估体系不健全，缺少权威的、有资质的卫生技术评估机构，以及对卫生技术评估的重要性认识不够等原因，目前中国仍停留在 HTA 的学术性研究方面，这就造成决策者在对相关理论和方法不了解的情况下，无法从思想上真正重视、在行为上真正实施卫生技术评估工作。

很多学者在分析借鉴国际先进经验后提出中国发展 HTA 的相关建议。夏蕾等（2005）提出，通过 HTA 可对一组类似的患者采用一套规范化的治疗措施，并根据 HTA 结果制定医疗费用补偿政策，在药品和医疗设备使用方面能规范药物的临床应用，在保证医疗质量的前提下可以控制药品在医疗费用中的比例，对于合理及高效地使用有限的卫生资源具有重要意义，从而可帮助控制不合理医疗费用的增长。陈英耀、田丹（2008）认为，当前在医药卫生体制改革的进程中，卫生技术评估面临着发展的大好时机，建议适当重构中国的卫生技术管理体系，协调各部门的职能，积极鼓励开展各种类型的技术评估研究，促进技术评估信息的公开透明。刘佳琦等（2011）提出要增强卫生技术评估对临床实践、卫生政策的影响，认为如只重视诊断和治疗技术的研究推广，不注重更具成本效果的预防保健技术的开发应用，盲目装备高精尖设备和开展费用高昂的新技术，会造成利益驱动下的抗生素等药物的临床滥用。唐檬等（2014）和耿劲松等（2014）认为，政府要推动卫生技术评估的基础建设和发展。通过政府的支持和推动，有助于确立卫生技术评估的法定决策地位，有助于保证稳定的项目和经费来源，有助于为卫生技术评估带来相对公平公正的评估视角，有助于形成科学客观的评估结果和提高其公信力；同时，解决了研究结果难以应用于决策的问题，为其产生持续的决策及公众影响力创造条件。隋宾艳、齐雪然（2015）借鉴英国 NICE 发展经验，提出多部门、多学科间紧密协作是当前中国卫生技术评估发展与应用的最佳模式，政府有关部门仍然可通过组织好现有研究力量建立起一个松散的卫生技术评估组织，充分发挥各个研究机构的特长，使其为政府决策服务。

➡ 二、中国 HTA 决策转化研究综述

针对知识转化的程度，国外研究主要有两种分类方法。第一种方法根据知识利用的类型将知识转化分为三类，即象征性使用、概念性使用和工具性使用；第二种方法则根据知识利用的不同阶段将知识转化分为六类，即知识传播、形成认知、参考借鉴、采取行动、形成影响和推广应用。我国学者陈英耀在此基础上，结合中国情况提出卫生技术评估政策转化的具

体类别，即学术转化、报告提交转化、认知转化、参考借鉴转化、政策采纳转化、推广应用转化六类。

实践指导过程中运用较多的三个理论模型为：渥太华研究利用模型（Ottawa model of research use）、CIHR 知识转化理论模型以及"从知识到行动"理论框架。中国学者基于这些模型提出了一个卫生技术评估研究成果决策转化理论模型（见图 3-1）。

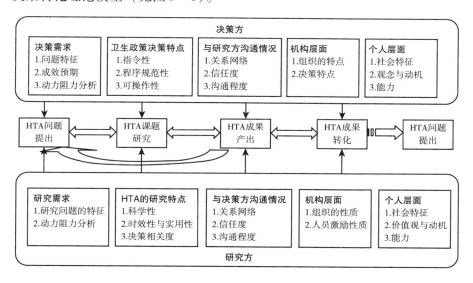

图 3-1 卫生技术评估研究成果决策转化理论模型

图 3-1 所示决策转化理论模型重点突出决策方和研究方两大方面的影响因素。对于决策方而言，作为卫生技术评估研究成果的利用者，其评价及使用研究成果的能力、决策风格（注重经验决策还是科学决策、循证决策）将对研究成果的成功转化产生影响；对于研究方而言，作为研究成果的产出方，其研究成果的质量，包括研究设计和分析方法上的科学性、用于实践环境的实用性和时效性（与有时间限制的卫生政策决策过程相契合）等，将直接影响相应成果的决策转化。

约翰·金登提出的"政策之窗"理论认为，在政策系统中存在三种不同的源流，即问题流、政策流和政治流。问题流是指察觉到需要政府行动来解决的问题；政策流即解决问题的想法、策略和行动方案；政治流即政治因素，包括政府领导的观点、各方动员等。它们彼此独立，发生、发展和运作都不依赖于其他源流,直到在某一个关键时间点上的偶然性事件发生,才汇合到一起,公关问题由此被提上政策议程。这个关键的时间点即"政策之窗"。中国学者利用"政策之窗"进行了卫生技术评估决策转化的动力阻力分析。虽然中国卫生技术相关政策决策机制存在相对固定的模式,但在"政策之窗"开启即政策议程设定过程中仍存在各自不同的情况,影响着"政策之窗"三条源流的汇聚。即使是政策问题相关证据积累到一定程度,但若没有适宜的时机,也无法真正为决策议程所用。

1. 问题流

问题的存在是改革的源动力。当然,并非所有问题都能促成改革。研究结果显示,存在普遍性且关系深远的问题得到了科学调查数据的支持,在社会和学术界能引起广泛共鸣,对决策部门能形成一定的社会压力,推动社会问题和学术问题变成政策问题。然而,目前我国卫生技术评估研究的问题在社会影响或决策部门影响层面均受到限制,成为问题流中制约卫生技术评估决策转化的主要因素。

卫生技术相关问题在社会生活中始终存在,但针对这些问题开展的研究能否引起社会共鸣或得到政府部门的重视,取决于问题本身对政府部门决策规划的针对性以及对社会整体层面的影响程度。目前的卫生技术评估研究多,但仅针对单一技术或相对微观层面的细节问题,在政策考量中无法成为优先考虑的内容。如何整合问题,使零散的技术问题成为关系整个卫生体系或医疗过程的重要环节,是卫生技术评估研究问题确立时必须把握的关键。

2. 政策流

在政策流方面主要是提出解决政策出台所需的有效策略问题。证据质量及决策者对证据价值的认同,对政策流有着重要的推动作用。目前,在政策流方面,主要存在以下问题。

(1)决策者认知相对局限。决策者将卫生技术评估研究产出作为政策制定时的数据支持,但对卫生技术评估形成的政策建议与方案存在质疑,无法真正将卫生技术评估作为策略研制中间环节,使卫生技术评估决策转化在参考借鉴层面上止步不前。

（2）研究证据的可操作性相对较低。尽管卫生技术评估对决策者有一定影响，卫生技术评估研究与卫生技术相关政策制定也可能存在共同目标，但政治考量存在一定的特殊性，受部门权限、实际操作等多方面制约。征求意见环节多部门协调的复杂性对证据的完整和条件的成熟提出了极高的要求，因此，在研究证据时，应努力从全局角度考虑和设计，尽量明确不同部门间的职能区分，调和政治制约，确保研究证据的实际可操作性。

（3）研究时效性有待提升。决策者使用卫生技术评估研究证据的另一大障碍在于研究的时效性。目前的研究证据与当前紧迫的决策问题结合不够，研究开展过程相对漫长，无法及时应对突发问题。政府的政策制定根据一定的计划进行，但证据的需求往往仅在政策申请立项或开始起草的较短时间内。研究的开展需要一定的时间，研究成果的发布又具有滞后性，没有足够的前期数据积累就无法在短时间内拿出符合决策者迫切要求且有质量的证据。寻找"慢工出细活"的研究与时效性强的决策问题之间的契合点，是政策流的关键。

（4）合作模式有待完善。政策流能否顺畅取决于政策建议或实施方案得到认可的程度。决策者对卫生技术评估研究结果的认可度主要体现于对研究成果的问题针对性、质量、建议可行性的评价等。成功的研究需要基于严谨的研究设计，以及充足、完整的研究过程和细致入微的分析，但这与目前政府主导的研究合作模式存在较多矛盾，在紧迫的时间和相对固定的流程框架下，卫生技术评估的开展相对被动且缺乏延续性，不利于研究的积累，使研究产出相对片面。时间和视角局限性较大，为卫生技术评估研究质量得到决策者更多的认同带来了障碍。

3. 政治流

政治流在决策者执政理念与民意的交流汇聚下，能够成为催化三源汇合的重要动力。作为政策制定主导方，决策者的意志和意愿有着举足轻重的作用。目前，中国卫生技术评估决策转化的成功案例仍然主要以项目委托方式开展，对卫生技术评估引入决策过程始终缺乏制度安排。这种以项目资助为依托的零散作业方式，并不能较好地满足科学决策日益增加的需求。将卫生技术评估作为独立的决策过程引入政策制定中，形成公正、客观的评估机制，是卫生技术评估决策转化相对较高的层次。然而，庞大的利益相关群体、错综复杂相互制约的关系，使许多相关制度的引入缺乏牵头部门，政策研制层级甚至可能凌驾于部委级以上，而决策者本身对卫生技术评估的解读和使用能力又受到决策者背景与职能的限制，这些都带来了极大的操作障碍。卫生技术评估本身在决策者中的定义不明、领域划分不清，以及相关卫生技术评估研究机构和人员的不足，也给制度构建带来了技术阻力。

由此可见，目前中国卫生技术评估决策转化三条源流上存在诸多发挥着负面或限制作用的影响因素，完成存在于问题流、政策流、政治流之间多种有待完善问题的整合，在决策者与研究者之间搭起有效沟通的桥梁，形成卫生技术评估政策转化的决策机制，方能真正完成三条源流的贯通，最终开启卫生技术评估决策转化的"政策之窗"。

20世纪80年代末，中国卫生技术评估理念开始传播，评估与政策结合、评估辅助决策至今依然处于萌芽状态。相当比例的卫生技术在应用和管理上缺乏卫生技术评估的支持，一些卫生技术评估的研究也未能顺利向政策转化。在临床决策和卫生政策决策中，中国卫生技术评估的体系和机制还不健全，开展技术评估的机构和人员比较分散、能力有待提高，卫生技术评估活动比较有限，高质量的技术评估信息凤毛麟角。

从知识转化角度来看，有关应用卫生技术评估的知识十分有限，向政策转化的基础非常薄弱。中国卫生技术行政部门涉及国家市场监督管理总局、国家卫生健康委员会、人力资源和社会保障部、国家发展改革委等。虽然各决策部门在政策制定过程中或多或少已经利用了卫生技术评估的理念和手段，但仍主要以决策部门根据需要向研究部门索取所需的研究结果资料为主，这样零星分散的利用尚未形成体系和有持续性的开展，一定程度上也降低了卫生技术评估成果转化的效率，中国卫生技术评估向政策转化的程度低，其对卫生政策的影响比较有限，卫生技术评估潜在的巨大价值还没有体现出来。

在卫生技术评估的最初推动者原卫生部科技教育司的支持下，1999年全国第一次卫生技术评估研讨会后，卫生部科技教育司提出了技术管理整合 HTA，试图为新兴技术或高新技术建立一个技术审批机制。2002 年 9 月，卫生部科技教育司内成立了卫生技术管理部，其任务是负责中国的技术资格认证制度。这表明决策制定者已经意识到 HTA 的价值和重要性，并努力为目标技术建立 HTA 机制。这是中国实施技术许可机制的第一次努力，意味着政府部门在技术准入、机构许可中扮演着行政角色。根据 2008 年 10 月起实施的医改提议，国家食品药品监督管理局要求制药公司申请新药或专利药物批准时提交卫生经济学研究报告。医保药品目录的确定也越来越多地要求卫生经济学评估提供的证据。利益相关者对卫生技术的成本和效益的重视，也给 HTA 的发展提供了机会。中国正在重新构建卫生系统，主要改变一些不合理的激励机制，而 HTA 在实现过程中扮演着重要角色。这对中国来说既是机遇也是挑战。

（1）卫生技术评估决策转化程度和水平有待提升。许多政策过程虽然有着相对成熟规范的推进程序，但并未真正达到科学化的操作，在政策的实际推行中才会出现或多或少的反复作业，若能更好地改善卫生技术评估的决策转化程度，或将转化从参考借鉴这一层面提升到更高层次的政策采纳和促成行动层面，对中国的卫生政策制定将会有很大的促进作用。

（2）决策部门对卫生技术评估的资助力度有待加大。提升卫生技术评估决策转化的程度和水平需要研究方与决策方共同努力，而根据对决策部门内容因素的研究可以发现，决策方作为卫生技术评估研究产出的需求方，目前虽然在提高部门内部人员对卫生技术评估的重视和关注、改善决策人员本身理解和使用卫生技术评估研究结果的能力等方面已经有所进步，但在卫生技术评估相关资质方面仍十分有限。若能够主动将决策中遇到的问题转化为研究需求，通过一定方式发布给研究方，并给予一定的资助，则更能提升政策需求和研究供给的契合程度，也能提高研究方开展相关研究的积极性，形成互利互惠的共赢局面。

（3）将卫生技术评估引入决策过程的相关机制有待构建。要更好地改善卫生技术评估的决策转化，仅仅以项目资助这种零散作业的方式来开展，可能并不能较好地满足科学决策日益增加的需求。将卫生技术评估作为独立的决策过程引入政策制定中，形成公正、客观的评估机制，是卫生技术评估决策转化相对较高的层次。

中国卫生技术评估工作的发展思路是：借鉴国际卫生技术评估工作先进经验，结合中国卫生技术评估发展现状，在新时期卫生与健康工作方针和健康中国建设战略思想的指导下，紧扣卫生与健康事业发展需求，以满足人民健康需要和加强循证决策为导向，建立符合卫生与健康行业特点和发展规律的卫生技术评估体系；坚持需求导向、科学规范、公开公正、多方参与、转化应用等原则，以建设中国特色的卫生技术评估体系、建立科学规范的卫生技术评估制度、促进卫生技术评估结果的传播和向决策转化为重点，积极推动中国卫生技术评估工作的发展。

本书拟提出中国卫生技术评估工作的发展目标是：到 2020 年，中国卫生技术评估体系框架初步建立，服务决策、合理规范的卫生技术评估制度初步形成，卫生技术评估结果传播和转化应用机制基本建成，卫生技术利用效率和公平性不断提升，在促进健康科技成果转移转化、优化医疗卫生资源配置、保障人民健康等方面发挥更加重要的作用；到 2030 年，功能完善、分工协作的卫生技术评估体系更加完备，运行高效、管理规范的卫生技术评估制度更加完善，卫生技术保障人民健康的作用更加突出。

三、中国 HTA 研究进程及最新进展

中国于 20 世纪 80 年代才引入卫生技术评估的概念，相比国外来说起步较晚，但政府部门对于该领域的工作可以说是给予了相当的重视，近年来 HTA 在中国的发展也是十分迅速，并相继成立了一批 HTA 研究中心。1991 年，卫生部科教司专门组团到欧洲考察国外卫生技术评估工作的情况。1992 年 4 月和 9 月，卫生部分别在上海、杭州召开了"全国医药科技成果推广研讨会"和"卫生技术评估高级研讨会"，把卫生技术评估工作作为专题进行报告和研讨。1994 年在上海第一医科大学（现为复旦大学上海医学院）公共卫生学院成立了国内第一个医学技术评估研究中心，研究

重点是技术的经济性评价,该中心于 2005 年被确定为卫生部卫生技术评估重点实验室。此后,卫生部又分别在浙江大学成立了医学工程技术评估研究中心,在北京医科大学(现为北京大学医学部)成立了医学伦理研究中心,前者以实验室测试和技术标准的检测为研究重点,后者以技术的伦理道德和社会影响为研究重点。这 3 个研究中心的成立,形成了中国卫生技术评估的初始网络,标志着中国卫生技术评估工作开始走上正轨。1997 年在华西医科大学附属第一医院(现为四川大学华西医学中心)成立了中国首个循证医学卫生技术评估中心,并建立了中国第一个临床试验数据库,该数据库作为 HTA 评价的信息资源,为中国建立卫生技术准入制度、实行临床卫生技术规范化管理奠定了基础。1999 年 3 月 31 日,该中心经国际 Cochrane 协作网批准成为该网的第 15 个合作中心。卫生部科教司于 2000 年正式成立了卫生技术管理处,从机构设置上提供了组织管理机制的保障,2001 年又在成都筹建中国的 HTA(成都)中心。2003 年中国的卫生技术评估中心已达到 15 个,2008 年世界卫生组织在我国复旦大学建立了第一个卫生技术评估和管理合作中心,也是亚太地区首家世界卫生组织卫生技术评估和管理合作中心。这一机构对中国卫生技术进行了系统的评估,为中国实现卫生资源的优化配置、医疗机构发展策略的制定提供了许多科学的依据和支持。

复旦大学医学技术评估研究中心发展成果最为突出,开展了一系列研究教育与培训工作,从世界银行、世界卫生组织、中华医学基金会、国际和临床流行病学网络、国家卫生健康委员会等渠道获得多项科研项目的资助,并与国家卫生技术评估协会和国际卫生技术评估协会建立了良好的合作关系。该中心曾承担国家卫生健康委的多项技术评估研究项目,其中包括大型仪器设备的配置、利用、成本效果评估,如落后 X 光机淘汰、CT 和 MRI 技术的配置研究、伽玛刀技术评估等;预防干预措施的效果和经济学评价,如叶酸预防神经管畸形评估、疫苗项目的成本分析等卫生管理项目;母婴保健技术评估和技术管理模式研究,如辅助生殖技术评估、产前诊断技术评估、唐氏综合征产前诊断经济学评价等;技术立法研究,如器官移植的立法研究等。该中心通过本科生和研究生培养教育,先后选送多名卫生技术评估的专业人员出国深造,为国家 HTA 事业发展提供了源源不断的人才资源支持。该中心许多卫生技术评估的研究，为国家卫生健康委员会、各级卫生行政部门及医疗机构制定宏观卫生决策、实施卫生技术准入管理、改善医院微观管理等提供了科学决策依据。

近年来，中国医疗卫生费用以每年两位数以上的速度递增，国家医疗保险和民众为自己健康所承受的压力与负担也在持续增加，各界人士也在积极呼吁开展卫生经济评估和药物经济学评价。医疗机构、政府部门、大学和研究机构及制药企业都对此现状给予了高度关注。在这种形式下，中国药学会药物经济学专业委员会于 2008 年成立。2011 年，中国药学会药物经济学专业委员会组织撰写并发布了《中国药物经济学评价指南》，对中国医药领域的药物经济学评价产生了巨大的影响，也势必对我国卫生技术评估的整体水平起到推进作用。

四、中国 HTA 决策转化研究进程及最新进展

1972 年美国国会众议院制定和通过了技术评估条例，建立了技术评估办公室（Office of Technology Assessment，OTA），1976 年美国技术评估办公室卫生计划中心提交了第一份正式的卫生评估报告，标志着卫生技术评估的正式诞生；1980 年以后丹麦、荷兰、瑞典相继开展了医学技术评估工作；1990 年法国、英国、加拿大、澳大利亚先后建立了国家医学技术评估规划和相应机构，用以为这些国家卫生技术的开发、应用、推广与淘汰提供科学、可靠的依据。经过 40 年的发展，已约有 31 个国家和地区开展了医学技术评估工作，并形成了 100 多个全球网络组织和不同层级的机构（卫萍等，2013）。国际卫生技术评估机构网络（the International Network of Agencies for Health Technology Assessment，INAHTA）成立于 1993 年，截至 2015 年已有 54 个成员机构，而且还相继成立了其他的国际组织，包括卫生技术评估加拿大协调办公室（the Canadian Coordinating Office for Health Technology Assessment，CCOHTA），该组织包含 10 多个国家的技术评估办事处，以及为加强欧洲各国卫生技术评估的交流与合作建立的欧洲评估计划。

总体来看，国际上 HTA 的发展大体上可分为三个阶段：1975～1985 年是 HTA 发展的初级阶段，主要利用循证方法处理卫生保健干预的效果和成本效益问题，帮助政府决策；1985 年后进入第二阶段，主要探索建立与决策者间的一种良好沟通关系；20 世纪 90 年代以后的第三阶段则更多地致力于影响医疗机构的管理者及临床医生。评估的重点也从早期局限于大型、高技术设备扩大到微型技术、软技术、心理咨询服务等，目前已涉及更广泛的领域，如体制、社会、伦理等。目前 HTA 的重心已从纯技术学转向健康需求，在各区域内影响决策。在美国，HTA 已成为进行资源配置的一个重要的信息来源。中国也通过 HTA 淘汰了 35 项临床检验技术，同时确立了相应的替代技术，使中国的临床检验水平迈上了一个新台阶（樊宏，2007）。

为了推动卫生技术评估的实施，研究人员建立了卫生技术评估向决策转化的工具。丹麦卫生技术评估中心（Danish Centre for Health Technology Assessment，DACEHTA）于 2005 年开发出与医院决策相结合的微型 HTA（mini-HTA）。在 mini-HTA 基础上，研究者设计了决策支持工具。在新的竞争性卫生技术的 mini-HTA 评估完成后，决策支持工具可用于区分技术的优先顺序。研究者还开发了卫生技术评估决策工具以支持跨地域的医院决策者的决策过程。欧洲卫生技术评估网络（EUnetHTA）开发的将现有卫生技术评估报告用于新场景的工具以及基于网络的决策转化工具等，都有助于卫生技术评估应用于决策。

五、HTA 决策转化阻碍因素及改进意见

（一）HTA 决策转化阻碍因素

第二章中提到的其他国家在 HTA 决策转化过程中存在的问题在我国也基本全部存在。决策转化不是单向的活动，而是需要决策者、研究者及其他相关利益方的共同努力，因此，陈英耀团队关于中国卫生技术评估决策转化方面的研究是从决策者和研究者视角开展的，每部分都利用雪球抽样

或便利抽样进行了访谈和问卷调查，研究对象为国家和地方卫生政策的决策人员以及中国卫生技术评估研究人员。陈英耀团队探究了不同角色对 HTA 决策转化的看法和在参与过程中遇到的阻碍，并有针对性地提出了意见。

现将中国 HTA 决策转化相关文献中讨论的研究向决策转化的阻碍分类归纳如下。

1. 决策方

（1）这些卫生技术的利用侧面也说明了决策者对于卫生技术评估的重要性逐步重视起来。但是，仍然存在的问题是，由于中国卫生技术评估体系尚不成熟，相当比例的卫生技术在应用和管理上缺乏卫生技术评估的支持，由此导致决策者缺乏必要的决策信息。从知识转化角度来看，虽然各决策部门在政策制定过程中或多或少已经利用了卫生技术评估的理念和手段，但仍主要以决策部门根据需要向研究部门索取所需的研究结果资料为主，主动要求了解卫生技术评估的情况很少。决策制定者对卫生技术评估缺乏了解，很大程度上也降低了卫生技术评估成果转化的效率，卫生技术评估潜在的巨大价值还没有体现出来。

（2）卫生技术评估在决策中的总体利用程度则相对一般，决策者认为使用较少的比例要高于认为使用较多的比例，转化水平有待提高。

2. 研究方

（1）目前相关研究过程中，最大的问题仍然是经费不足、时间不足、有关部门配合度不高。

（2）研究人员与决策部门的沟通交流，包括研究目标设定、研究方法、具体实施、研究结果和报告撰写方面多数都比较充分。但是，研究人员还缺乏与决策方之间关于研究成果传播的交流，仅有少数研究人员明确表示这方面的交流比较充分或非常充分，这在一定程度上影响了相关研究转化为决策的可能性。

（3）尽管研究人员充分认可研究成果向政策转化的必要性，并且在进行选题时已经对决策转化有所考量，但多数卫生技术评估研究仍停滞在学术阶段，多数研究人员仅限于提交报告并在学术期刊上发表文章，仍缺乏决策转化的实际行动。此外，部分研究者未能获得充足的研究经费和时间，研究机构对卫生技术评估研究所给予的支持仍显不足，这些也是影响卫生技术评估向决策转化的重要原因。

3. 其他相关因素

（1）与企业本身的性质相关，也受政策导向的影响。国内相关机构或者新兴药品、技术的使用者们，也并没主动要求这些企业提交卫生技术评估报告。在这种政策大环境下，卫生行业的众多组成机构容易忽视卫生技术评估。

（2）在中国的医患关系中，患者对于医院提供的治疗技术一般是无条件接受，很少会去质疑，也不会主动提出某种卫生技术的使用。相对而言，患者群体对于卫生技术评估决策转化的影响程度是最低的。

（3）不容忽视的是，目前医院在应用医疗技术过程中面临着大量问题。第一类问题是技术的不合理应用；第二类问题是该实施的技术没有实施；第三类问题是在医疗实践中对某些技术存在大量争论，以至于不知是否该应用。由于医院本身缺乏卫生技术评估机构，这就造成了医院在管理中无法主动去了解某种技术以及其效果如何，同样，医院自身也无法决定是否去淘汰某种技术的使用。

（二）促进 HTA 决策转化的建议

针对 HTA 决策转化机制中的不足和各种障碍，中国学者为提高决策制定中的研究利用，从决策方、研究方和双方建设三个角度提出了政策建议，与国外有所不同的是，中国学者更注重双方的共同作用。

1. 决策方

（1）将卫生技术评估作为政府卫生决策的重要工作，进一步提升决策者特别是政府各部门高层领导的循证决策和卫生技术评估意识。

（2）为研究方明确决策需求，厘清研究的主要目标并以此作为导向开展研究，对研究机构的支持有明确的指示，如资助的方式和金额、参与研究过程交流应明确提供的信息、对研究报告提交的方式要求等。

（3）构建相关保障和培训机制，提升决策者使用卫生技术评估研究成果的能力。

（4）激励研究人员在转化过程中的积极主动性。研究人员的信心来源较为复杂，如社会、政治环境的熏染，科研管理部门经费的支持，研究机构激励机制的影响，个人价值的实现等。掌握研究人员转化意愿和转化信心源动力，才可以有的放矢地进行激励。

2. 研究方

（1）根据需求采取不同的产出方式。研究人员在向不同特征的决策者提交研究结果时，应尽量采用对方所偏好的产出方式，以便提高决策者对评估证据的认可度。

（2）积极配合决策方，在不影响研究本身的独立客观的基础上，提升研究的科学性、可行性，并设计合理的报告提交方式，使卫生技术评估的决策转化能够得到决策方和研究方双方的合理支持，为中国的科学决策发展提供助力。

（3）强化对普通公众的传播。根据公众特点，将卫生技术评估研究结果采用最平实、易懂的语言编写出一个公众传播的通俗版本，以便于公众和非专业人士了解相关卫生技术的最新评估信息。

（4）最后的报告提交若能在完整报告的基础上形成一份适合决策者阅读的研究概述，将决策者所需关注的重点进行展示，则能使决策者明确目标，在更大程度上提升决策转化的效率。

（5）考虑卫生技术评估研究的时效问题，设定研究开展的时间期限。

3. 双方建设

（1）加强研究人员和决策方的有效沟通。决策者能够对研究的内容有更清晰的认识，同时也可以基于现有的研究进展进行工作；而研究方可以掌握决策方最新的决策动态，从而对研究的侧重点进行合理的把握。

（2）加强研究和政策需求之间的相关度。加强研究和政策需求之间的联系将大大提高研究的决策转化水平。研究项目和政策的需求形成互补，从根本上加强研究的政策相关性，保证研究成果的决策转化率。先稳固卫生技术评估中心基础，再逐步对卫生技术评估工作的开展和审核进行系统管理，理顺关系，建立"自上而下"的管理和研究模式，从国家层面推动卫生技术评估工作。通过有序地开展和管理，对研究质量进行把关，同时加强利用率，避免重复评估而又低质量、低利用的情况。

（3）提供相应的支持与指南。促进相关卫生技术评估研究结果的决策利用，还需要由所在研究机构提供人员、财力和技术方面的支持。

有学者针对中国国情提出了以下更加具体的政策建议。

（1）陈英耀等（2015）建议建立专司卫生技术评估的政府部门及协调专家委员会。在中国，卫生技术评估分散在诸多领域，没有形成以卫生技术评估为基础的决策机制和制度，建议借鉴国外经验，构建卫生技术评估的系统框架，建立专司卫生技术评估的政府部门、专家委员会和技术评估机构。由于卫生技术评估的发展有其过程，建议先分部委在现有框架下，将技术评估管理的职能挂靠在某一具体部门，内部整合有关卫生技术评估的相关工作，待运作与发展后再行考虑建立独立的组织框架。这个政府部门的职责在于推进各部委内部的卫生技术评估工作，促进卫生技术评估为决策提供咨询，为各种政府采购、医疗保险、公共卫生"服务包"等的技术遴选提供决策依据。技术评估的重点在于新兴技术以及社会影响大、资源耗费高、伦理问题多的技术。

建议成立一个国家级的卫生技术评估协调委员会。其主要职责应包括：协调全国、各部门的卫生技术评估工作，推进卫生技术评估的发展，形成分工协作、有效衔接的体系；确定需要优先评估的卫生技术，考虑评估资源的配置效率，减少重复评估；组织开展新兴卫生技术、昂贵和社会影响大的技术的甄别和早期评估；制定卫生技术评估指南；传播卫生技术评估的理论和方法，促进卫生技术评估结果在决策中的应用。卫生技术评估协调委员会的功能体现在协调沟通和宏观策略把握两方面，可以采用分步实施策略。

建议建立分工协作机制。根据卫生技术的产生、发展、成熟、进一步推广应用、淘汰的技术成长周期，建议进一步明晰各部门职责，建立一个与技术成长周期相适应的分工协作机制，逐步形成相互分工、相互衔接、各有重点的卫生技术管理体系。在新兴技术的甄别与初期评估（包括安全性、有效性、伦理的合理性，以及知识产权和专利管理等）、卫生技术的市场准入管理、药品、器械和非药品非器械的分类管理等方面，国家市场监督管理总局和国家卫生健康委员会等部门应形成良好的职能衔接。同时，国家卫生健康委员会的众多部门负责卫生技术在不同医疗卫生机构、不同领域应用中的监督管理工作，尤其是各类技术在医疗卫生机构中应用的安全性和有效性，对于不同技术实行技术准入、机构准入或人员准入制度，保证服务质量。其工作的重点更多针对医疗程序，逐步建立有效的安全性和有效性评估机制。但是，涉及政府采购、公共卫生"服务包""新农合"遴选等方面的工作，也需要包括卫生经济学在内的卫生技术评估来提供依据。

建议建立以技术评估为证据、专家评议为主的评审制度。卫生技术评估机制的建立，关键是要实现卫生技术评估机构开展科学系统的评价，整合最佳证据，提出适宜的政策建议，而并非越俎代庖代替政府进行技术管理决策。

（2）隋宾艳、齐雪然（2015）认为，多部门、多学科间紧密协作是当前我国卫生技术评估发展与应用的最佳模式。虽然目前我国尚未建立起类似 NICE 的专业卫生技术评估机构，但政府有关部门仍然可通过组织好现有研究力量建立起一个松散的卫生技术评估组织，充分发挥各个研究机构的特长，使其为政府决策服务。各个卫生技术评估机构也应主动加强与政府部门的联系，加强自身能力建设，特别是掌握和熟练应用好经济学评价、水平扫描（又称早期发现与预警系统）、快速卫生技术评估等技术，对政府的优先领域确定、药品政策和设备规划等政策制定能及时反应并提供证据支持。

（3）王海银等（2014）建议，中国 HTA 建设应积极鼓励各利益相关方参与，探索建立谈判机制。同时，教育、学术及政府机构应加强循证文化教育，提高证据的评估及应用能力，促进形成依赖证据决策的氛围。政府应积极参与推动第三方评价机制的建设，发挥引导和监督作用，设立第三方技术评估的常规预算经费，通过购买评估服务来加强管理。

参考文献

[1] 陈洁. 卫生技术评估 [M]. 北京：人民卫生出版社，2008.

[2] 陈英耀，刘文彬，耿劲松，唐檬，茅艺伟. 发展我国卫生技术评估的政策建议 [J]. 中国卫生质量管理，2015，22（1）：61-64.

[3] 陈英耀，刘文彬，唐檬，茅艺伟，庞伟明，施李正，董恒进. 我国卫生技术评估与决策转化研究概述 [J]. 中国卫生政策研究，2013，6（7）：1-6.

[4] 陈英耀，田丹. 中国卫生技术评估的机遇和展望 [J]. 中国医院管理，2008（9）：1-4.

[5] 池迅由之，刘文彬，陈英耀. 卫生技术评估决策转化的影响因素 [J]. 中国卫生资源，2014，17（4）：265-267.

[6] 董恒进，陈英耀，唐智柳，应向华. 决策分析及其在卫生保健中的应用 [J]. 中国卫生资源，2002（4）：157-159.

[7] 樊宏，刘越泽. 国内外卫生技术评估研究现状及应用 [J]. 国外医学（卫生经济分册），2007（2）：72-76.

[8] 樊宏. CT 与 MRI 在脑血管疾病诊断中有效性的评价及费用——效果分析 [D]. 太原：山西医科大学，2007.

[9] 高欢. 构建我国第三方医疗机构评价组织的研究 [D]. 武汉：华中科技大学，2011.

[10] 耿劲松，陈英耀，吴博生，黄媛. 卫生技术评估应用于决策的方法探析 [J]. 中国卫生资源，2014，17（4）：262-264.

[11] 胡芳芳，钱序，陈英耀，唐智柳. 产前超声诊断的技术评估 [J]. 中国妇幼保健，2004（3）：94-96.

[12] 胡泽斌，王立生，崔春萍，陈津，吴祖泽，谢俊祥，吴朝晖. 干细胞临床应用安全性评估报告 [J]. 中国医药生物技术，2013，8（5）：349-361.

[13] 兰小筠，李蓓. 循证医学信息数据库的查询利用（下）[J]. 中国全科医学，2008，11（14）：1318.

[14] 李金荣. 卫生技术评估（HTA）在中国和德国的应用状况解析

[C]. 中华医学会第十三次全国医学信息学术会议, 天津市中医药研究院, 2007: 37 – 39.

[15] 李静, 李幼平, 刘鸣. 卫生技术评估与循证医学 [J]. 华西医学, 2000 (1): 6 – 9.

[16] 刘佳琦, 陈英耀. 新加坡、韩国和日本卫生技术评估发展概况及启示 [J]. 中国卫生质量管理, 2011, 18 (1): 14 – 16.

[17] 刘文彬, 陈英耀, 茅艺伟, 唐檬, 施李正, 庞伟明, 董恒进. 我国卫生技术评估研究成果向决策转化的理论模型构建 [J]. 中国卫生政策研究, 2013, 6 (7): 7 – 12.

[18] 刘文彬, 唐檬, 茅艺伟, 陈英耀. 卫生技术评估研究结果产出方式的偏好分析 [J]. 中国医院管理, 2014, 34 (4): 17 – 20.

[19] 刘晓强. 卫生技术评估的发展 [J]. 国外医学 (卫生经济分册), 2003 (4): 145 – 150.

[20] 陆春, 杨永利, 施学忠. 河南省艾滋病综合防治效果卫生经济学评价 [J]. 郑州大学学报 (医学版), 2007 (4): 649 – 651.

[21] 卢靖, 蔡金华. 我国卫生技术评估及准入的初步探讨 [J]. 军医进修学院学报, 2006, 27 (1): 64 – 65.

[22] 茅艺伟, 陈英耀, 唐檬, 刘文彬. 国内部分卫生技术评估机构现状分析 [J]. 中国卫生质量管理, 2015, 22 (3): 77 – 80.

[23] 隋宾艳, 齐雪然. 英国 NICE 卫生技术评估研究决策转化机制及对我国的启示 [J]. 中国卫生政策研究, 2015, 8 (7): 74 – 78.

[24] 唐慧, 沈晖, 李雅妮. 国内外卫生技术评估发展现状研究 [J]. 中国卫生产业, 2015 (5): 196 – 198.

[25] 唐檬, 陈英耀, 茅艺伟, 刘文彬. 中国卫生技术评估决策转化的动阻力分析 [J]. 中国卫生质量管理, 2015, 22 (3): 81 – 83.

[26] 唐檬, 茅艺伟, 刘文彬, 陈英耀. 决策者视角的中国卫生技术评估决策转化情况分析 [J]. 中国医院管理, 2014, 34 (4): 10 – 13.

[27] 唐智柳, 陈英耀, 周萍. 与临床试验平行的经济学评价设计面临的挑战 [J]. 中国卫生经济, 2007 (4): 68 – 70.

[28] 王海银, 何达, 王贤吉, 冯泽昀, 陈珉惺, 杨晓娟, 金春林.

国内外卫生技术评估应用进展及建议 [J]. 中国卫生政策研究，2014，7 (8)：19 – 23.

[29] 王炼，马春花，赵银屏，陈少贤. 广州市开展卫生技术评估现况定性研究 [J]. 医学与社会，2013，26 (3)：34 – 36.

[30] 卫萍，任建萍，颜丹丹，等. 卫生技术评估认知与需求现况调查 [J]. 中国医院管理，2013，33 (3)：23 – 25.

[31] 文煜，薛迪. 美国、加拿大与澳大利亚的卫生技术评估 [J]. 中国卫生质量管理，2011，18 (1)：8 – 10.

[32] 吴朝晖. 加拿大的卫生技术评估现状 [J]. 中国医药生物技术，2007，2 (2)：157 – 158.

[33] 夏蕾，董军，徐勇勇. 卫生技术评估与医院管理 [J]. 军医进修学院学报，2005 (1)：23 – 24.

[34] 岳晓萌，丛博，吴久鸿. 药物经济学评价的应用与重要性 [J]. 首都医药，2014，21 (4)：16 – 17.

[35] 赵琨，隋宾艳，郭武栋，宋文舸. 卫生技术评估的国际经验及启示 [J]. 中国卫生经济，2012，31 (2)：87 – 89.

[36] 赵琨，肖月，池延花，郭武栋. 英国 NICE 技术评估和临床指南的实施对我们的启示 [J]. 中国卫生资源，2011，14 (3)：193 – 195.

第四章

英国 HTA 及 HTA 决策转化

在国际 HTA 及 HTA 决策转化的研究中，首先要提到的就是英国，英国作为最早一批开始实施卫生技术评估的国家，目前已经具备相对完善和成熟的机构体系和机制。英国国家卫生医疗质量标准署（National Institute for Health and Care Excellence，NICE）被认为是利用卫生技术评估研究结果促进卫生循证决策的典范，对应对新医疗技术带来的卫生费用快速增长问题发挥了重要作用，其证据开发过程和研究成果向政策的转化过程也同样被各国纷纷效仿，对其他国家而言，英国 HTA 体系的建立和实际应用具有重要的借鉴意义。本章主要介绍 NICE 的发展历程、资金来源、主要职责、参与主体以及转化流程等，在总结英国卫生技术评估发展应用经验的基础上，为促进我国卫生技术评估的发展应用提供经验借鉴。

➡️ 一、英国卫生体系简介

英国国家健康服务体系（National Health Service，NHS）创建于 1948 年，是英国社会福利的重要组成部分之一。它由国家提供医院、保健中心、计划生育、学校保健、区域护理、助产士、智残者健康中心、老年人之家、儿童之家、戒毒治疗中心、戒酒中心等方面服务，旨在让所有国民无论贫富都能享有全面的、免费的医疗服务。英国建立了面向全社会、覆盖全社会、保障全社会成员获得（基本）医疗卫生服务的普遍保障法律制度，即全民医疗保健体系（Universal Health Care Systems，UHCS）。

自 1997 年以来，英国卫生保健体制经历了一系列的组织变革，旨在将卫生部所承担的责任从中央转移到区域和地方。主要的改革包括建立初级医疗信托机构（Primary Care Trust，PCT），负责为其地理区划内的人口购买医疗服务；引入了英国全民医疗服务供应方的新形式——基金信托机构（Foundation Trust，FT），拥有更大的财务和自主经营权；更加充分地利用私营成分提供公共基金支持卫生保健。2011 年 6 月，卡梅伦政府推出新的医改方案，被称作 NHS 有史以来最重大的改革之一。法案调整了英国初级医疗卫生体系的框架，取消了 152 个 PCT 机构，成立了 211 个临床调试组（Clinical Commissioning Groups，CCGs），把原来 PCT 的公共卫生职责下放到了地方，CCGs 是负责提供初级医疗卫生服务的重要机构，掌握预算，CCGs 成员主要由全科医生组成。法案要求，医生提供的医疗服务时时刻刻要以质量为先，质量的内涵包括医疗安全、医疗效率以及患者满意度。在初级医疗服务一项中，法案对合同签订的要求做了明确说明。

在英国，国家卫生大臣负责开展公费医疗，对国会负责。英国卫生部负责全民医疗服务、公共卫生、成人社会保健和其他相关领域政策的制定。财政部通过制定公共卫生资金预算发挥重要作用。卫生部常务次官行使领导权力，首先对国务大臣和国会负责，管理部门职能；其次对全民医疗服务首席执行官负责，首席执行官为英国全民医疗服务和社会保健提供战略领导。

在国家层面，卫生部由一系列政府和独立机构（通常称为"延伸"机构）协助，负责制定相关标准并监管其落实情况，优化卫生系统。其中最主要的机构包括以下 4 个。

（1）医疗质量委员会（Care Quality Commission，CQC）。该机构成立于 2009 年，承担卫生保健委员会、社会服务监督委员会和精神健康行动委员会的职责。它促进了英国全民医疗服务和独立部门（包括私营部门、志愿部门和社区组织）服务质量的提高，并且负责评估英国全民医疗服务及独立部门的绩效。

（2）监控体系（英国全民医疗服务信托基金会的独立监管机构）。该机构负责监管 FT。

（3）英国健康保护局（Health Protection Agency，HPA）。该机构负责

保护公众健康。

（4）英国国家卫生医疗质量标准署。该机构主要负责评估和发布英国全民医疗服务新老药物、治疗和流程指南。

卫生部在地方层面通过 10 个卫生政策管理局（Strategic Health Authority，SHA）进行运营，卫生政策管理局负责确保其地理区划内地方卫生服务的质量和绩效。区域政府办公室为中央政府机构，负责整个区域计划工作，对整个区域内中央政府部门负责；卫生部和卫生政策管理局与该办公室合作。211 个初级医疗组织，主要是全科医生公会，负责在区域层面购买医疗服务，每个公会覆盖地理区划的相应人口，平均略多于 34 万人。全科医生公会受卫生政策管理局监督，并对卫生国务大臣负责。卫生部使用加权人头公式，根据人口规模、年龄分布、各种卫生保健需求指标以及不同地区间的成本差异，将英国全民医疗服务预算的 80% 分配给初级医疗信托机构。大多数公费医疗由全科医生公会负责购买。自 2005 年以来，全科医生通过发展基于实践的委托，在委托服务中发挥了重要作用。从 2003 年 4 月起，临床调试组开始接管以往由 PCT 所统筹调配的 NHS 约 80% 的资金预算，用于向以医院为代表的二级保健购买服务。这个改革不再是自上而下的资金分配模式，而是自下而上来决定资金流向。①

英国国家健康服务体系资助的初级医疗由一系列方式提供。尽管全科医生可能直接受雇于替代供应方（如志愿机构、商业机构、英国 NHS 信托机构、临床调试组），但一般医疗需求合约的第一站通常是个体经营的全科医生及其诊所，全科医生可以通过一般医疗服务合约或个人医疗服务合约被聘用。此外，社区卫生服务（如社区护理、物理治疗）、英国 NHS 电话直拨服务（一种电话及互联网服务）、英国 NHS 免预约中心、牙医、眼科医生和药剂师也是英国 NHS 初级医疗服务的一部分。

英国国家健康服务体系资助的二级医疗由受薪专科医生（顾问）、护士和其他卫生保健专业人员（如理疗师和放射科医生）提供。他们在隶属于政府的医院工作（这些医院被称为"信托机构"，是与英国 NHS 共同存

---

① https：//www.nhs.uk/；https：//www.britannica.com/topic/UK-Department-of-Health。

在的小部门），通过私人保险、患者直接支付或由临床调试组和卫生部提供资金资助，主要提供急性择期治疗服务。

（一）国家全民健康保险的筹资与管理

英国医疗卫生服务的资金来源主要是普通税收和国家保险供款（National Insurance Contribution，NIC），还有一些是由私人提供的资金，即通过私人医疗保险（Private Medical Insurance，PMI）获得资金；尽管 NHS 所提供的大部分服务都是免费的，但仍会对部分服务收取费用；个人对 OTC 药品和医疗器械直接支付的费用；个人对国家健康服务体系、私人和志愿者们提供的医疗保健直接支付的费用。

医疗保健的公共财政资源由中央政府（具体负责部门是财政部）分配给卫生部，卫生部对此后的支出负责。

公共资助体系由提供服务的组织（服务提供者）和承包服务的组织（主要是临床调试组）构成。每年卫生部用加权人头公式，把 NHS 总体预算的大约 80% 划拨给临床调试组。临床调试组负责向众多提供者购买初级的、社区的、中级的和以医院为基础的服务，这些提供者主要来自公共部门，也包括私营部门和志愿部门。

英国医疗保健总支出占 GDP 的比例从 1997 年的 6.6% 升高到 2008 年的 8.7%，对应的现金支出也从 551 亿英镑增加到 1254 亿英镑（Haynes J.，2010）。医疗服务一直主要由公共部门资助，2008 年约有 83% 的支出来自公共资源，英国的 NHS 是一个履行政府职能的非政府部门公共机构（在特定的领域为政府工作），由卫生部出资支持，2006～2007 年英国 NHS 筹资的 94.6% 来源于两方面：76.2% 来自统一基金（一般税收）；18.4% 来自 NIC 的 NHS 部分。剩下的 NHS 筹资从收费和收益中得来，包括出售土地和增收计划收益。向 NIC 提供资金是雇主、雇员和个体经营者必须做出的贡献，只针对劳动收入（不包括养老金、利息或红利）。NIC 旨在提供一种共同出资的福利，是用于资助法定福利的，如失业津贴、丧失工作能力的救济金、丧亡津贴、退休养老金和生育津贴。其中，NIC 提供给 NHS 的资金约占其总收入的 10%。

（二）英国卫生机构概况

英国的医疗卫生系统为三级系统。

（1）初级医疗。通常与服务对象的地理位置很近，是在医院外可及的卫生服务系统，主要由广大医务工作者提供。全科医生是全英初级卫生服务的核心，他们提供预防、诊断和治疗方面的初级医疗服务。

大多数全科医生独立自营诊所。现在大多数全科诊所都与临床调试组签署全科医疗服务合同，包括全科或私人医疗服务。截至 2018 年 9 月 30日，NHS 共有 1240853 名全职员工（FTE），自 2017 年 9 月以来增加了25018 名（2.1%）。截至 2018 年 12 月，共有 44396 名全科医生（包括6031 名临时雇员），其中 34510 名为全职员工。此外，共有护士 23511 名，全职人员 16384 名。①

NHS 电话直拨是指通过网络和电话，一周 7 天，每天 24 小时由护士引导提供建议和卫生信息服务。

NHS 免预约机构又名轻伤机构，大多数受临床调试组管理，全年营业，却并非 24 小时开门，它们是由护士领导的。它们为轻微疾病和损伤类患者提供服务。

（2）二级和三级医疗主要由配有专业医生和其他医务工作者（如护士、治疗师、诊断专家）的医院提供。NHS 二级医疗主要由在国有医院（信托机构）工作的专家医生（也称为咨询师），培训过的医生、护士和其他医务工作者（如理疗师和放射学家）提供。除了 NHS 医院信托机构在全英格兰实施的二级医疗外，NHS 信托机构还提供更为专业的三级医疗以应对更加复杂或少见的疾病。并不是每个医院都提供三级医疗服务，提供三级医疗服务的医院多坐落于人口较集中的地区，如伦敦、伯明翰或曼彻斯特。这些信托机构通常与提供本科生和研究生教育的医学院或教学医院有联系，并且是相关领域的研究中心。患者通常是由二级医院转诊的，也

---

① https：//digital. nhs. uk/data-and-information/publications/statistical/healthcare-workforce-statistics/september-2018-experimental。

有直接由全科医生转诊的。另外，大多数三级医疗中心也会提供私人卫生服务。三级医疗中心包括以下专科：骨科、整形外科和烧伤治疗中心、肿瘤科、心胸科、器官移植科、妇科、儿科、神经内科和神经外科、眼科、风湿科、牙科和耳鼻喉科。提供的服务包括：肾移植，以及针对血友病和其他少见癌症的服务。

二、英国 HTA 与 HTA 决策转化机制发展

英国卫生技术评估项目于 1993 年被正式列入卫生部的研究和发展计划，并成立了国家卫生技术评估委员会，旨在促进卫生技术评估在国家卫生服务体系临床和管理决策中的应用。1999 年 NICE 应运而生，是英国唯一一个国家级的卫生技术评估机构，实行董事会管理制度。

作为 NHS 价值观和原则捍卫者的《2009 年国家卫生服务约章》的颁布，要求 NHS 在提供医疗服务时必须充分考虑 NICE 的指南，患者有权获得 NICE 的健康指导和临床指导，这无疑为 NICE 的卫生技术评估成果的决策转化提供了强有力的立法保障。

（一）英国国家层面 HTA 机构——NICE

1. NICE 发展历程

NICE 成立于 1999 年 4 月，最初名为英国国家临床质量标准署（National Institute for Clinical Excellence），致力于规范英国全民医疗服务的可及性和质量。在 2005 年与健康发展机构（Health Development Agency）合并之后更名为英国国家卫生临床质量标准署（National Institute for Health and Clinical Excellence），相应开始发布公共健康指导帮助人们远离健康损害并倡导更健康的生活方式。2013 年 4 月被依法赋予非政府部门公共机构的法人资格，为落实《2012 年健康和社会保健法案》提供了强有力的立法保障。自此，NICE 担负起了建立社会保健指南和质量标准的任务，并再次改名成为现在的英国国家卫生医疗质量标准署。

作为非政府部门公共机构，NICE 对其主管部门——卫生部负责，但运转上是独立于政府的。NICE 的指南和其他建议由独立委员会制定。NICE 董事会负责确定战略性政策和优先级，但日常决策由 NICE 的高级管理团队（Senior Management Team，SMT）制定。

由于立法赋予其的地位，NICE 发布的指南均为具有法律效力的文件，而且签署了为威尔士、苏格兰和北爱尔兰提供特定 NICE 产品和服务的协议，而这些指南如何在上述地区得到应用则由（经常参与协商建立 NICE 指南的）下属机构决定。

2. NICE 基金来源

NICE 的资金支持全部来自政府公共预算。2012 年 NICE 的预算大约为 9000 万美元，占 NHS 年度总支出的 0.06%。①

3. NICE 组织结构及人员构成

NICE 由三个中心——临床实践中心（Centre for Clinical Practice，CCP）、公共健康中心（Centre for Public Health，CPH）、卫生技术评估中心（Centre for Health Technology Evaluation，CHTE）和四个理事会——协调理事会（Communications Directorate）、健康和社会保健理事会（Health and Social Care Directorate）、证据资源理事会（Evidence Resources Directorate）、综合管理理事会（Business，Planning and Resources Directorate）组成。

（1）临床实践中心以临床指南的形式发布指导，包括对特定疾病人群的治疗和护理，以及对医疗保健系统工作人员的工作条件规范；负责向 NHS 发布《英国国家处方总览》药物指南以指导用药。CCP 中还包含 2011 年加入 NICE 的 NICE 药品处方中心（Medicines and Prescribing Centre，MPC），它接盘英国国家处方中心的工作，负责提供有关药品使用的质量、安全性和效果的整套综合性的指导、建议和支持。

（2）公共健康中心针对 NHS、地方政府、公立部门、私立机构和志愿

---

① 英国国家卫生医疗质量标准署官方网站。

机构的工作人员发布有关健康损害预防的指南。NICE 的公共健康指南侧重于特定的主题（如吸烟）、人群（如儿童）或场所（如工作场所）；同时也向地方政府提供公共健康简报，为公共健康问题提供效优质高的解决方案。

（3）卫生技术评估中心对 NHS 所包含的新兴的和现存的治疗方法进行评估、发布指南，如药品、医疗器械、诊断技术、外科手术和其他介入治疗。

医疗生产商可以通过 NICE 的单一技术评估流程或多项卫生技术评估流程就任何一项技术提出病人访问计划申请，CHTE 下属的病人访问计划联络小组（Patient Access Scheme Liaison Unit，PASLU）则负责与这些医疗生产商联系，测试供应商提供的药品或治疗是否可以纳入 NHS。

CHTE 还有一个帮助企业进行技术评估的项目——科学咨询计划，在产品开发初期辅助生产商考量其产品的临床效果和成本效益，为之后的开发生产战略提供参考。

（4）协调理事会负责提高关键受众和外部合作伙伴对 NICE 工作的认同，通过使用最有效的渠道维护和提高自身声誉；负责 NICE 指南的出版和传播、NICE 网站的运行、媒体的公关和公众质询。

（5）健康和社会保健理事会中的质量体系团队负责开发一系列工具来提高 NHS 的质量，包括质量标准、认证咨询委员会、学者计划、公众参与计划、NICE 落实团队。健康和社会保健理事会和协调理事会一起建立、维护 NICE 索引——一个易于检索的汇集了所有 NICE 指南和相关成果的线上工具。

（6）证据资源理事会负责管理 NICE（循证决策所需的）证据服务和英国药品检索（UK Pharma Scan）数据库；为 NICE 提供大量的包括数据服务在内的支持功能。证据资源理事会为支持指南的开发和其他 NICE 项目提供高质量的信息，以鉴别、选择和评估新证据。

（7）综合管理理事会负责业务规划、财务、人力资源、机构治理、信息技术服务以及 NICE 的不动产和设备管理。

4. NICE 的主要职责

NICE 的宗旨是为国民在使用国家健康服务体系和其他公共健康保健服

务时获得效优质高的服务而努力。

（1）为医疗、公共卫生和社会保健的从业者开发循证指南和建议。NICE 的指南分为四种形式：其一，NICE 指导原则涉及领域广泛，从具体的预防和管理、不同场所和环境中的健康改善和药品管理到提供成人和儿童的社会保健，此外还在计划实施更广泛的医疗服务和干预措施来改善社区健康水平。目的是促进健康服务的适当整合，如儿童到成人保健的过渡以及医疗与社会保健的整合。其二，卫生技术评估指南对卫生技术的临床效果和成本效益进行评估，如新的药物和生物药品、手术、设备和诊断试剂等。这是为了保证所有使用 NHS 的病人都尽可能获得效果最好的、成本效益最佳的治疗。其三，药物技术和诊断指南是为了保障 NHS 使用的治疗方式一致规范并及时更新，确保治疗方式是临床效果最好、成本效益最佳的。其四，健康干预措施指南负责推荐某些医疗干预是否足够有效、安全以纳入 NHS，如眼部疾病的激光治疗和缓解慢性疼痛的深部脑刺激等。

（2）为医疗、公共卫生和社会保健服务的提供者制定质量标准和实施准则；为整个医疗和社会保健体系内的生产者、从业者和管理人员提供一系列的信息服务。

（二）英国卫生技术评估决策转化机制

1. 英国卫生技术评估决策转化参与主体

对于每一个卫生技术评估项目，由 NICE 组建项目评估团队完成 HTA 报告及相关指南的制定。参与者主要包括卫生部、NICE 的卫生技术评估中心、专题项目管理团队、外部研究团队和各利益相关方等。

（1）卫生部负责定题，并根据评估对象的性质决定使用单一技术评估方法还是多技术评估方法。相关决定因素包括技术临床路径的复杂程度和证据是否掌握在企业手里等。一般临床路径较复杂的技术会选择多技术评估方法，证据由企业掌握的技术一般会选取单一技术评估方法。一般治疗严重疾病的新药（如癌症药物）的评估都会采取单一技术评估方法。

（2）专题项目管理团队是 NICE 在开展某个项目时临时成立的，仅在项目开展过程中存在，其职责包括对证据的系统性回顾和评审或检查指导、确保术语的正确性等。NICE 专题项目管理团队通常由 13 ~ 15 个人构成，有 1 ~ 2 个项目经理，负责管理整个项目团队。

（3）外部研究团队。NICE 的技术评估几乎全部外包，只有部分关于临床实践的指南由 NICE 自己的团队即临床实践中心（CCP）制定，大部分项目都外包给了皇家学院（Royal College）主持的国家合作中心，且皇家学院由 NICE 资助。参与 HTA 指南制定的专家等大部分为临床学家（主要是医生，也包括护士、药剂师、心理学家、理疗学家和社会工作者等），还有一部分为相关决策制定者，以及一小部分病患代表。技术团队（无论是 NICE 内部团队还是大学和皇家学院的外部团队）则通常包含各种卫生经济学和循证医学专家。

（4）利益相关方。在 NICE 制定公共卫生指南的过程中，利益相关方（包括病人、护理员、相关商业机构如药企等）可以充分表达自身诉求。任何个人或组织只要符合 NICE 对于利益相关方的要求，均可申请成为利益相关者，在 NICE 指南制定的过程中提供建议、进行监督。

2. 英国卫生技术评估决策转化流程

（1）政策法规规定。根据英国国家卫生服务制度章程，国家卫生服务体系有法律义务将 NICE 的评估报告作为医保纳入和相关定价的重要指标，资助并提供 NICE 卫生技术评估指南中推荐的药物和治疗措施。当 NICE 推荐某一治疗措施为"可用"时，除非有特别说明，一般情况下各临床专业委员会、英格兰 NHS 以及地方行政部门要在三个月内（自 NICE 指南公开发布之日起）付诸实施。另外，章程也明确声明，只要医生认为适宜，患者有权根据 NICE 推荐的药物和治疗措施来要求 NHS 提供相关诊疗服务。但与此同时，对于医生根据个人的临床决策或患者的自我诊疗意愿做出的与 NICE 指南规定不一致的处理行为，NHS 系统也不会完全否认，只是会要求医生提交书面的原因报告来做解释。此外，理论上 NICE 开发的技术评估指南只在英格兰具有约束力，通过签订技术评估协议来评估服务，但威尔士、苏格兰和北爱尔兰也可以加入 NICE 技术评估的咨询服务过程中，并使用 NICE 为它们制定的技术指南。

（2）HTA 作用于决策转化的具体过程。NICE 开展的 HTA 项目主要负责对药物或医疗技术等的临床和成本效果展开评估，临床方面主要基于临床数据、实验等来评估药物或医疗技术的安全性、有效性等问题；而经济学方面主要基于患者可能的预算诊疗成本花费来论证是否具有经济性、能否体现物有所值的问题。其中，在经济性方面，通常采用某一普遍认可的阈值——增量成本效果比来表示每增加 1 个质量调整生命年所需的经济成本，从而根据增量成本效果比值来决定是否会被纳入 NHS 系统：当药品或技术的增量成本效果比值低于 20000 英镑时，可直接进入 NHS；高于 30000 英镑时一般不予批准；而为 20000 ~ 30000 英镑时，评估委员会则需要进行综合评判并实施投票表决。

下面针对一种新药或有新的活性成分的药物进入 NHS 系统的历程进行分析介绍，以探析 HTA 在整个进入决策中所起到的具体作用（见图 4 - 1）。首先，待评估的药品在获得相关监管部门 [欧洲药品管理局 （European Medicines Agency，EMA）、英国药品和健康产品管理局 （Medicines and Healthcare Products Regulatory Agency，MHRA）] 的批准后，由生产厂家根据生产成本或者 NICE 已发布的相关参考指南等决策制定药品价格并提交价格结果给卫生署，之后药品被投放市场进行售卖。其次，进入市场的药品要想有更广大的患者群体，需要尝试进入 NHS 报销系统。此时，药品制造商需要将药品的所有相关资料（临床试验资料、成本定价信息、患者负担影响、市场反馈信息等）提交英国国家健康研究所的水平扫描中心进行初步筛选，水平扫描中心在与利益相关者确定好具体的评估对象、对照措施、结果指标等后，正式向卫生署递交评估主题。然后，卫生署结合药品申报材料，进一步根据三个评判标准——是否产生重要的健康效益、是否对其他卫生政策具有重要影响、是否对 NHS 医疗卫生资源利用情况有作用，来确定最终被推荐到 NICE 进行评估的药品。再其次，NICE 根据具体的技术评估操作指南和操作方法等展开科学严谨、系统透明的评估。最后，根据 NICE 的评估报告，发布相应的技术指南，并做出一个或多个推荐意见供 NHS 参照实施（进入 NHS 服务提供系统）。

总之，在药品探索进入整个 NHS 系统的过程中，HTA 及其指南报告被有效地嵌入，并被当作重要参考纳入整个决策过程。针对已投入市场但仍想进入 NHS 系统的药品，NICE 被作为对其重新定价、实现报销的新障碍和基准，起着很重要的决策辅助作用。

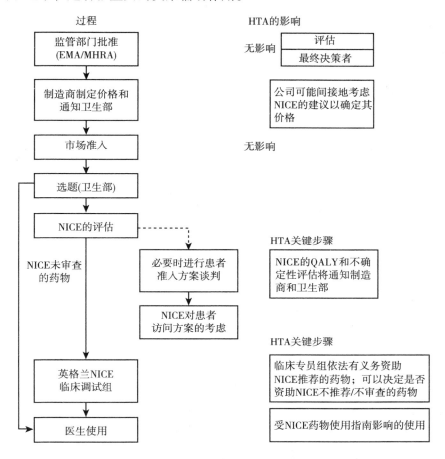

图4-1　英国新药或有新的活性成分的药物进入 NHS 系统的流程

资料来源：CRA Analysis。

3. HTA 决策转化成果情况

据 NICE 官方网站发布数据显示，从 2000 年 3 月 1 日到 2016 年 1 月 31 日，NICE 共发布了 385 项评估技术指南，其中有 214 项单项技术评估指南和 171 项多项技术评估指南；共产出 645 项推荐意见。总体来看，在 NICE 的评估结果中有高达 81% 是被"推荐"或"有条件地推荐"的（见表 4-1）。

表 4 - 1　　　　　　　　**NICE 卫生技术评估的决策转化成果数量及占比**

推荐类别	单项技术评估		多项技术评估		合计	
	数量（项）	占比（%）	数量（项）	占比（%）	数量（项）	占比（%）
推荐	118	56	257	64	375	61
有条件地推荐	42	20	79	20	121	20
仅限于研究	4	2	22	5	26	4
不推荐	45	22	45	11	90	15
合计	209	100	403	100	612	100

　　注：不包含以下 7 项后续的推荐结果，即 3 项行政管理部门出于安全性考虑取缔的上市许可；1 项制造商不再生产该产品的情况；3 项过时的指南所支持的国家财政支持项目。另有 26 项在缺失制造商证据的情况下无法给出推荐意见。

　　资料来源：NICE 官方网站。

　　此外，据统计，针对在英国有着特殊定价机制待遇的备受关注的癌症药物，自 2000 年发布癌症指南起到 2015 年底，NICE 已经根据 138 份技术评估报告推出 171 条推荐意见（见表 4 - 2）。其中，64% 的推荐意见认为 NHS 应该在上市许可范围内或有条件地使用某项技术。多数推荐意见都与负责新药上市许可的欧洲药物评估中关于药物安全性和有效性的建议保持一致。但 NICE 也因为对某些抗癌药物给出了 NHS 不予报销的推荐意见而饱受非议。从 2009 年起，NICE 开始对那些可用于维持晚期患者（尤其是癌症患者）生命的药物给予特别关注，并通过了关于此类药物的新的评估标准。截至 2016 年 2 月 29 日，NICE 已发布 57 份针对 64 种抗癌剂的药物指南，其中 21 种药物被积极地推荐到 NHS 中使用。

表 4 - 2　　　　　**2000 ~ 2015 年 NICE 推出的抗癌指南推荐意见数量及占比**

推荐类别	单项技术评估		多项技术评估		合计	
	数量（条）	占比（%）	数量（条）	占比（%）	数量（条）	占比（%）
推荐	43	52	56	63	99	58
有条件地推荐	8	10	3	3	11	6
仅限于研究	2	2	6	7	8	5
不推荐	29	36	24	27	53	31
合计	82	100	89	100	171	100

　　注：未包含 10 条缺失制造商提供的证据的推荐意见。

　　资料来源：NICE 官方网站。

三、英国 HTA 决策转化经验小结

进一步回顾英国的 HTA 发展情况，从最开始权威专家对英国卫生医疗系统成本效果的自觉性审视，到 HTA 从致力于学术研究真正上升到辅助决策制定，英国 HTA 的发展始终是以国家层面的（资金）力量支持着来不断向前推进，乃至于发展成为享誉全球的卫生技术评估楷模。当然，这背后也是与英国自身的福利型社会文化、强调议会主权的法治体制等息息相关，从控制卫生费用出发，同时更是从引进适宜的新医疗技术以最大化满足国民的健康需求出发，组建一个能接受所有利益相关方实时监督的透明化、民主式评估机构；在运用科学的评估方法时，既囊括专业的理性建议，又听取非专业的民众需求意见，从而使整个基于新旧卫生技术的评估过程变得科学严谨，也更加有利于基于 HTA 的决策制定与后续的传播实施。

（一）卫生体制的影响

英国建立了全民健康保险制度，即通过税收或准税收为医疗服务提供资金，且大部分服务都是免费的。卫生支出的巨大压力要求国家提高医疗资源的利用效率，避免过度医疗等资源浪费现象。同时，秉持对国民（纳税人）负责的原则，所提供的健康服务必须是有效、安全及优质的。在卫生体制的建设上，英国不得不大力推广应用卫生技术评估，以使各项卫生政策的制定符合成本效益原则、伦理原则等。卫生技术评估对优化卫生资源配置、提高国家医疗保健水平，使每一分卫生支出都用在刀刃上具有重要意义。

（二）卫生基金机构的建立

英国建立了负责管理医疗卫生基金的机构——初级医疗信托机构

（2013 年后被临床调试组取代），负责与医疗服务提供者进行价格谈判、购买服务。初级医疗信托机构建立的初衷是为了控制医疗费用，在保证质量、不削减医疗保险覆盖范围的前提下，唯有建立临床路径、规范医疗行为才是根本的解决办法，这同样推动了卫生技术评估的发展。

（三）政府的正确定位

1. 资金与政策的支持

NICE 于 2013 年被依法赋予非政府部门公共机构的独立法人资格，预算 100% 由公共预算支持，得到了国家层面包括卫生部和国家健康服务体系等相关部委的大力支持。与此同时，从国家层面协调各利益相关方，推动构建了多方参与的卫生技术评估决策转化体系。卫生技术评估结果在卫生部和国家健康服务体系的相关决策中都真正得到了利用，对实际政策制定起到了重要作用，有效保障了卫生技术评估机构的权威性。

2. 评估过程的不干预

评估过程由评估机构独立组建项目小组、委托研究团队、招募利益相关方等，相关决策部门被强制采纳这些科学、客观的评估结果，而不是有选择性地采纳符合已有决策的证据。

3. 决策转化过程的驱动

从 NICE 的决策转化流程中可以看出，评估题目的确定都由卫生部决定，这种自上而下的流程从源头上避免了研究成果（评估结果）从研究者向决策者流动的种种困难，如研究成果仅在学术界传播而限制了决策者的访问、资金不足等问题。决策者明确的诉求和各利益相关方的参与，可以弥补研究者综合满足不同政策关注者所需研究成果能力的欠缺及政治驱动（HTA 和决策者之间的目标差异或缺少对 HTA 的承诺）的失调或不足，以及研究证据的产生过程和决策制定者需求之间的匹配度不够等问题。同时，报告的撰写方式也不同于发表的专业文章，有利于决策者更好地理解研究成果。

4. 科学的评估方法

NICE 的卫生技术评估方法基于循证决策科学理念的应用,评估过程中综合利用了多种技术方法,如文献研究、公开咨询、实地调研及各种经济学评估等,并注重方法应用上的使用原则和可行性,以保证评估结果为决策提供最佳证据;充分利用了外部研究团队的作用,邀请多领域专家对评估对象的各种潜在影响进行分析。

虽然 NICE 在开展技术评估的过程中也受到过独立性、时效性、科学性等方面的质疑,甚至有人觉得其过于严苛的评估标准筛除了一些新卫生技术手段,阻拦了民众进一步获得更好的医疗服务的机会,但是从整体上来说,NICE 的建立和发展仍旧是全世界卫生技术评估发展史上极富影响力的标志,其在评估流程、方法学、成果转化、经验共享等各方面成为那些 HTA 系统仍处于发展中的或是已有较成熟 HTA 体系的国家学习的典范。

参考文献

[1] 耿劲松,陈英耀,吴博生,等. 卫生技术评估应用于决策的方法探析 [J]. 中国卫生资源,2014 (4):22-24.

[2] 黄清华. 英国卫生体系基本法研究 [J]. 法治研究,2012 (8):46-59.

[3] 吕兰婷,张雨轩. 英国公共卫生项目评估体系的经验及启示 [J]. 中国卫生经济,2005,34 (12):116-119.

[4] Sean Boyle. 转型中的卫生体制:英国(英格兰,2011)[M]. 闫旭译. 北京:北京大学医学出版社,2015.

[5] 郑晓曼,王小丽. 英国国民医疗保健体制(NHS)探析 [J]. 中国卫生事业管理,2011 (12):919-921.

[6] Amanda Glassman, Kalipso Chalkidou. Priority-Setting in Health Building Institutions for Smarter Public Spending [R]. Geneva: Center for Global Development,2012:1-101.

[7] Carter D.. Review of Commissioning Arrangements for Specialized Services May 2006—An Independent Review Requested by the Department of

Health ［M］. London, Department of Health, 2006.

［8］ Donald J. Willison, Stuart M. MacLeod, et al.. The Role of Research Evidence in Pharmaceutical Policy Making: Evidence when Necessary but not Necessarily Evidence ［J］. Journal of Evaluation in Clinical Practice, 1999, 5 (2): 243 – 249.

［9］ Haynes J.. Expenditure on Healthcare in the UK ［R］. London: Office for National Statistics, 2010.

［10］ Monique Hennink, Rob Stephenson. Using Research to Inform Health Policy: Barriers and Strategies inn Developing Countries ［J］. Journal of Health Communication, April 2005.

第五章

美国 HTA 及 HTA 决策转化

美国是世界上第一个开展卫生技术评估的国家，1972 年美国国会成立的技术评估办公室（OTA）是世界上第一个 HTA 机构。美国具有最悠久的 HTA 发展史，其经验也被世界其他国家广泛借鉴，对世界 HTA 发展的影响不可小觑。美国的医疗卫生服务体系高度市场化，私立机构是提供医疗服务的主体，商业保险占据着绝对重要的地位，与我国卫生服务提供方式具有很大的差异，但美国作为第一个将卫生技术评估纳入技术评估领域的国家，其前期卫生技术评估工作经验、后期相关操作流程，以及在协调处理各利益群体关系的过程中的经验却非常值得我们借鉴学习。

一、美国卫生体系简介

（一）现行卫生保健体系

美国是世界上卫生技术最发达的国家，其卫生保健服务起步早，发展迅速，在历经多次改革以后，目前已经建立起一套成熟、完备的卫生保健体系。

在构成上，卫生保健服务提供者、保险公司、付款第三方、医疗教育机构、医疗用品供应商及有关政府部门构成了美国相对复杂的卫生保健体系。其中，卫生保健服务提供者包括医生、护士、医师助理、执业护士助产士、心理学家、病理学家、职业护士、麻醉师以及临床社会工作者、注册营养师和物理治疗师等初级卫生保健部门、医疗机构等；保险公司主要提供公共医疗保险、商业医疗保险、蓝十字计划和军人保险计划等；医疗用品供应商则是包括医药用品公司、制药企业、生物技术公司等在内的机构企业；有关政府部门包括监管部门、公共卫生部门、财政部门等，主要负责对医药行业的监管、确定公共卫生机构的各项开支、制定联邦医疗保险计划及公共医疗补助计划中卫生保健服务的准入标准及补偿比例等。

美国的卫生保健系统拥有良好的法律体制作为保障，如《社会安全法》（1935 年）、《社会保障法》修正案（1965 年）、《患者保护与平价医疗法案》（2010 年）等，2010 年还颁布了《卫生保健与教育负担调和法案》，力争在教育上保证医疗领域的持续发展；在执业规范上，美国联邦制定了严格的人员培养标准和执业认定标准，以保证卫生保健服务相关职业的专业性和实践性；在卫生保健体系的多次变革过程中，政府机构和社会各界都给予了充分重视，在政策、资金上都给予了大力支持，很好地发挥了政府的引导作用和社会服务定位作用。

（二）现行医疗保险制度

医疗保险制度是美国卫生保健体系的重要组成部分，美国医疗保险最主要的特点就是多种医保制度并存，主要包括公共医疗保险制度和商业医疗保险制度。

1. 老年和残障健康保险

老年和残障健康保险（Medicare）主要针对 65 岁以上的老年人或者符合一定条件的 65 岁以下的残疾人以及晚期肾病患者，主要包括四部分：住院保险（part A）、医疗保险（part B）、差额保险（part C）和处方药物保险（part D）。住院保险主要用于住院服务等项目，每个参保人每年可享受 90 天的住院治疗和 100 天的院外服务；医疗保险主要用来支付医师等属于医疗保险提供者的服务费用，覆盖项目包括门诊服务、家庭卫生服务、心理健康服务等；差额保险和处方药物保险属于私人保险，可自愿选择，差额保险用于为参保人的医疗服务提供额外的优惠。

2. 医疗救助

美国的医疗救助（Medicaid）制度是最重要的，也是惠及面最广的。以低收入的父母、老人、儿童及残障人士为主要救助对象，由美国联邦政府和各州政府共同资助，联邦政府提供一部分经费，具体运作由各州负责管理，医疗保险与医疗救助服务中心（Centers for Medicare，CMS）对各州该项目的执行进行监督。

3. 儿童健康保障项目

美国《1997 年平衡预算法》确定了儿童健康保障项目（Children's Health Insurance Program，CHIP），该项目以联邦政府提供项目配套资金的形式向家庭收入在联邦贫困线两倍以下，没有参加其他私人保险的儿童提供健康保险。2009 年 2 月，奥巴马总统签署《2009 年儿童健康保险再授权法案》，该法案进一步扩大了贫困儿童医疗保险范围，约 400 多万名儿童从中受益。

4. 军人医疗计划

军人医疗计划是由联邦政府向所有现役军人、退伍军人及其家属提供的特别医疗保障项目，由专门的军队医疗网络系统提供服务，全面覆盖津贴给付、护理服务、健康咨询、生活辅助器具、就业指导、安宁疗护和心理支持等服务。

5. 各类商业保险计划

美国的私人医疗保险制度非常发达，医疗保险公司提供的产品种类繁多，目前 80% 以上的美国人都购买了各种各样的私人健康保险。美国的商业医疗保险公司主要分为两类：一类是不以营利为目的的健康保险公司；另一类则相反，是以营利为目的的健康保险公司。美国高度繁荣的商业医疗保险在很大程度上弥补了公共医疗保险对特定人群享受服务的限制，从而更好地满足不同层次人群的需要。

二、美国 HTA 组织机构的发展及特点

（一）HTA 组织机构的发展

1972 年，伴随着美国国会技术评估法案的出台，世界上第一家技术评估机构——技术评估办公室（OTA）诞生了。之后，随着各种医疗技术日新月异地发展，出于对卫生技术安全性、有效性等方面的考虑，美国国家研究委员会进一步将 OTA 的评估范围延伸至生物医学技术领域。于是，OTA 在国会的资助下开始对新兴卫生技术和一些联邦筹资项目进行评估以提供决策参考方案和意见，在其发展的鼎盛时期，每年产出的报告可达 50 份以上。然而，随着其影响力的日益壮大，越来越多的利益相关者开始质疑它进行的是集权的"大政府"式 HTA，并不断对其施压，1995 年，国会终止了对 OTA 的资助并彻底地解散了该组织。在经历了卫生技术评估的一段低谷时期后，1999 年国会又开始组建卫生保健研究和质量署（the Agency for Healthcare Research and Quality，AHRQ），并通过成立循证实践中心（Evidence based Practice Center，EPCs）、治疗学教育与研究中心（Center for Therapeutic Education and Research，CERT）和证据开发网络中心（DEcIDE）这三个外部网络来共同支持 HTA 的研究，促进卫生技术在有效性、安全性及少许的成本效果方面的循证决策。但是，一方面同样受迫于利益相关方的压力，另一方面由于自身 AHRQ 报告的时效性和与私立医保部门的瓜葛问题，一定程度上减缓了它的发展。此外，美国最大的医疗服务支付方 Medicare 的管理机构也设有专门部门来开展 HTA 的研究工作，并根据结果来决定某项卫生技术是否会被纳入保险覆盖范围，但在联邦层面，相关法律禁止在医保报销决策时考虑纳入成本或成本效果因素。2001 年，俄勒冈保健康与科学大学创建了药品效果审评计划（Drug Effectiveness Review Project，DERP），以通过汇总药品的综合证据来辅助决策十几个州的医疗保助计划优选药品目录；作为公立学术机构开展 HTA 的代表，同样有制药行业批评其报告为医疗保助计划项目中的费用控制提供了借口，并且所选择的方法过于严苛以至于阻挡了一些有可能会进入报销目录的药品的进入。

而与以上这些公立 HTA 机构跌宕起伏的发展过程相比较，20 世纪 80 年代中期至今，私立 HTA 机构甚至呈现出一定程度的快速增长势头。这些私立 HTA 机构中有成长发展于大型甚至是小型私人健康计划公司羽翼之下的，如蓝十字和蓝盾协会技术评估中心、康点等，大多致力于发展这些商业机构自身的卫生技术专业知识和实践，在评估过程中除了开展卫生技术临床有效性和安全性的评估以外，更多关注卫生经济学特性的分析；也有出自美国医师协会（American College of Physicians，ACP）、美国医院协会（American Hospital Association，AHA）和美国医学会（American Medical Association，AMA）等团体的，大多是以团体之下的专门机构或项目组织的形式来对循证医学的相关数据进行系统综述、制定相关指南等。除此之外，还有一些独立的第三方 HTA 机构，如经济周期研究所、临床和经济评论研究所、国际药物经济学和结果研究协会等非营利的 HTA 组织机构，以及海因斯有限责任公司（Hayes，Inc.）等营利性机构，它们或者主要通过各种基金资助，或者自负盈亏从更加全面评估的角度为医院、医保机构、药品公司，甚至是一些国家部门等提供相关卫生技术的决策参考信息。一般情况下，这些私立 HTA 机构在评估的具体范围、内部过程及相关信息等的透明度上比公立 HTA 机构要低，评估过程往往没有公开会议或申诉过程，甚至没有基于决策理论基础的记录。

（二）HTA 组织机构的特点

受美国"小政府"的自由式生存观念，以及市场化为主导、分权私营的卫生医疗体系特点的影响，美国卫生技术评估组织体系也呈现出相似的碎片化、缺乏协调性的发展现状，部分公立和私立机构都进入了卫生技术评估领域，虽然拥有世界上数量最多的 HTA 机构，但各 HTA 机构在具体评估工作开展中有着不尽相同的评估目的、评估流程及评估转化应用方式，很难建立起一个全国性的 HTA 构架，发挥国家层面的有效合作。

此外，进一步回顾曾经名声卓著的技术评估办公室的发展，并审视当前与其有着相似背景性质的公立 HTA 机构组织的成长历程，不得不注意到在美国这个拥有着"利益群体""审慎妨碍议事进程定位的政治结构"之下的利益相关者的作用以及政治社会的深厚影响力。开展并长久发展好卫生技术评估工作，需要保持对科学、社会和政治问题等全方位的关注，并能有力地平衡、协调各方的关键利益相关者，获得相关的支持。

（三）HTA 管理实施过程（以 ICER 为例）

临床和经济评论研究所（Institute for Clinical and Economic Review，ICER）成立于 2006 年，是一家处于不断发展中的私立非营利组织，主要致力于对卫生健康领域中新的诊疗手段、服务提供等技术进行临床效果和比较成本价值分析研究，为医疗政策制定者和公众提供咨询建议，以促进循证评估结果更便捷地转化为相关医疗决策。它试图采用一种创新的方式——通过持续的举措来不断汇聚医疗领域患者、医生、生产商、保险公司等所有利益相关者，发挥他们的合作共享力量来实现基于多方证据的医疗决策促进和相关实践行动的改善，从而创造出一个更加富有成效、效率和公正的医疗系统。

ICER 主要由来自全国的医疗领域政策专家组成管理委员会和顾问委员会来支持运行，其中管理委员会负责 ICER 的整体运营管理，并和顾问委员会一起向 ICER 的领导层提供重要的战略建议。ICER 旗下主要有三个核心项目——加利福尼亚技术评估论坛（California Technology Assessment Forum，CTAF）、中西部地区的比较效果公众咨询会（Midwest CEPAC）和新英格兰比较效果公众咨询会（New England CEPAC），它们都是得到国家认可的社区论坛式活动项目，致力于通过公开、透明的面对面论坛方式，帮助患者、医师和政策制定者等相关利益方基于 ICER 提供的关于卫生技术的相关循证报告来做出关于实现自身健康服务需求的质量和价值的讨论。

通常，针对待评估的医疗技术，ICER 会组织相关的公众评论活动，同时，三个核心项目每年会举办分别涉及"证据审查""委员会投票""政策圆桌会议"三个主题步骤的公开会议，来共同促进最终评估报告的确定。首先，在证据审查环节，主要是采用 ICER 比较临床效果的证据评级矩阵、ICER 价值评估框架等方法，来对待评估技术报告中涉及的相关医疗技术的受众人群、比照对象、产出效果、时间框架以及预算等其他要素的相对应证据和经济模型结果的审查。其次，具有表决权的会议成员（包括三个核心项目）对具有比较临床效果和价值的证据进行推敲并投票表决，但需要注意，参与表决的人员除当然委员外，其他人员不能同时任职于任何其他的公立或私立机构，也不能与任何医疗行业中的机构有大量的个人利益（财务或股权）往来。最后，政策圆桌会议中，会有一组与决策话题相关的包含患者、支付方、医疗提供者等利益相关方代表的专业队伍加入会议的讨论，进一步商议以促进证据和决策（报销政策和专业指导）的更好适用（见图 5 - 1）。此外，在整个公开评论和会议研讨过程中，所有的利益相关者和公众都被鼓励以书面或口头的形式积极参与评论。尤其在最初 ICER 将待评估选题公布出来时，允许任何公众在一周之内根据特定的选题标准来书面评论被提议的选题，以确保评估报告和之后的公开会议是符合最大化公众利益需求的；在形成初稿之后，又通过反复征求公众的意见来不断校正报告并形成表决意见；最后，在圆桌会议前后也尽可能考虑公众的意见，提供预约定时的口头评论渠道，使有意见的公众在会议上得以发言，会议中所有的诉讼请求也会被公开到公共网页上，以确保评估过程的透明度和问责制。

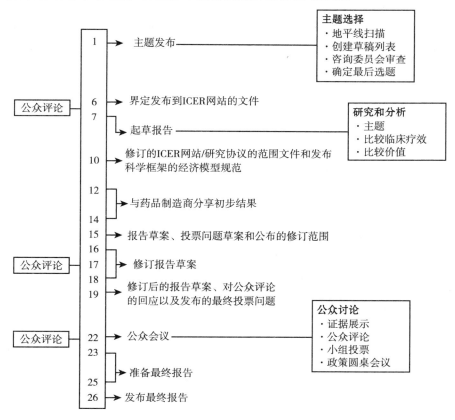

图 5 - 1 ICER 的药物评估流程

资料来源：ICER 官方网站。

另外，为促进 ICER 自身 HTA 报告的广泛影响力，并长久保证其产出报告客观、独立的高品质，在寻求多元化资金支持的情况下，ICER 自 2015 年起发起了会员制的项目。凭借在卫生技术评估领域的丰富经验和客观、独特的组织协调能力，ICER 授权了一小批来自医疗保险公司（如安泰、美国医疗保险）、药物福利管理公司（如 CVS 药品运营商、快捷药方公司）、卫生技术评估小组（如国家药品委员会）以及生物医药公司（如强生、默克、诺华）中很有影响力的循证决策组织的会员身份，并根据特定的标准将会员划分为标准会员、旗舰会员，同时赋予相应等级会员一系列相关福利帮助他们更好地获得建立卫生技术评估体系的路径和方法，如受邀参加 ICER 的年度政策峰会，与高级医疗决策制定者交流关于比较成本效果研究、技术评估、报销决策制定以及医疗财务资助等方面的经验，或是小范围的与少数 HTA 专家进行循证决策方面的对话答疑等。同时，ICER 也通过多渠道经费来源维持健康运营，其中有很大一部分（约 70%）资金来自非营利基金会，而其中受私有资金资助的三大核心项目贡献最多；剩余资金来自药品生产商和医保机构（17%）、医疗服务提供者（9%）以及政府补助（4%）。①

三、HTA 决策转化流程

（一）市场健康发展需求召唤

随着新药的研发，具有高研发技术的"亿元大分子"不断问世；而在美国相对自由的定价机制下，这些新药具有高昂的专利保护期价格，直接影响着美国整个医疗卫生体系中患者、保险公司和制药公司的关系。受制于特定的社会价值观念，虽然安全性、有效性更是国家层面面向新技术的公开性思考，但在现有健康市场对经济性的追求中，患者、医生、保险公司等开始基于医疗预算不断地寻求关于成本—药物性价比、成本效用等方面的咨询，以

① ICER 官方网站。

期在关于药价的听证会上获得更多的基于循证的参考支持或反对意见。并且，奥巴马政府也强制出台了一系列政策来激励支付方与制药公司的价格谈判，同时还积极拨款（如 2009 年的联邦经济刺激"一揽子"计划）给包括 ICER 在内的众多独立研究机构进行药物经济学、比较效果研究。而正如 ICER 这样的私立但又是非营利性的 HTA 机构在没有明显的利益立场的迫使下，基于公众的监督作用能在一定范围内进行具有影响力的评估研究并形成一定的决策建议参考，就像其在丙肝新药索非布韦（Sovaldi）和胆固醇抑制剂 PCSK9 等高价药物的评估中，通过前期评估报告公开，到纳入利益相关方的冲突讨论、包含公众的听证会举办，有相关专家的专业性建议意见，同时也有公众的基于健康和经济需求的声音，这些共同促成了决策评估报告的最终形成，为药品价格谈判提供了充足的循证医学证据。

（二）HTA 作用于决策转化的具体过程

ICER 主要通过其下的核心项目——加利福尼亚技术评估论坛来举行基于当地社区医疗机构、专家团队和受影响的公众等的公开会议，来进行针对特定卫生技术的 HTA 报告评估。在此期间，ICER 运用了其独创的价值评估框架（ICER value framework）。首先，需要确定美国社会在每增加 1个质量调整生命年时所愿意支付的最高医疗保健费用（支付阈值），在参考借用世界银行、联邦医保和医助服务中心等公共来源测算的关于新药潜在预算对医疗费用增长的贡献度数据后，目前对不同的疾病统一设置支付阈值为 10 万 ~ 15 万美元。其次，在假设医疗支出预算增长低于美国经济增长的情况下，研究者使用预算影响分析模型来推测五年之内该药品的比较成本效果、增量成本效用比等，进而反向推断出符合该经济有效条件的基准价格（value-based price benchmark）。最后，针对新药已有的市场价格来对比测算出的基准价格，得出该药定价是否适宜的评估结果。

而针对 ICER 的 HTA 报告的具体应用情况，尤其适用于对新药的最终定价决策。首先，新药经过美国食品药品管理局（FDA）的安全性和有效性检查，在专利保护期内自由定价（以市场最高接受价格为上限）；其次，针对已制定的价格举行利益相关方（制药公司、零售商、药房福利管理公司以及支付方等）的听证会，并以 ICER 提供的评估报告为循证依据来进行支持或反对之前的药品价格的博弈活动；最后，支付方和相关的医疗政策制定者针对博弈做出相关的定价报销决策。虽然是看似很简单的决策步骤，但是针对 ICER 提供的关于药品价格的评估报告，相关支付方和相关的医疗政策制定者都认为其起着"至关重要的作用"，所有的利益相关者们都可以此为最有力的武器来进行相关的药品价格博弈，从而有助于形成一个经受各方利益相关者制约的更加客观、公正的药价制定过程。

总之，ICER 基于 HTA 的药价评估报告，在整个药价，尤其是在新药的最终价格决策中被相关决策者作为很重要的参考。虽然现阶段其产出的报告还会有着一定的不足（评估方法的科学性问题等），但随着其自身不断的发展，它的决策影响力有待进一步追踪研究。

四、HTA 决策转化成果情况

基于 ICER 的创始人史蒂文·D. 皮尔逊（Steven D. Pearson）的一篇自传式报道，目前 ICER 的评估报告被越来越多的大型保险机构在制定报销范围的时候所参考利用，并且由 ICER 自主创建的价值评估框架以及衍生出来的基于评估的价格基准被更多地用于重新审查制药公司现有高价药品的价格评估。尤其是近来针对丙肝药物的一些评估报告，引起了广泛的重视，促使 ICER 有机会为一些重要的临近美国 FDA 批准上市的新药提供评估报告。此外，在其他新药的评估中，ICER 也表现出一定的决策影响力。例如，在一项诺华的重磅抗心衰新药 Entresto 的价格评估中，发现其价格制定是比较符合患者的长期成本效益的，只需要在此价格的基础上进行9%的打折就能在评估的支付意愿阈值之下；诺和诺德的新型长效胰岛素 Tresiba，尽管每年的用药成本高出预期8%～10%，但是去掉销售折扣部分，也是能为患者接受的。而与此相对，对两种新的胆固醇抑制剂 PCSK9的评估表明，更合理的评估价格范围要比现有的标价低45%～62%，考虑到此种药物的广泛使用群，只有在原有价格的基础上采取85%的降价措施，才不会引起医疗费用预算的持续增长。类似地，2017 年在美国市场获批的葛兰素史克的哮喘药 Nucala，也被 ICER 批评其定价过高，与实际疗效不成正比。

然而，基于 ICER 自身仍处于不断的发展状态中，目前其评估报告也仅在一定范围内表现出影响力，相关被披露的决策评估报告数量不是很多，但是不可否认其在追求独立、客观的创新型评估方法，并促使评估结果更快速地运用到决策（尤其是新药定价参考）中的不断探索和努力。

➡ 五、美国 HTA 决策转化方法小结

进一步审视美国 HTA 及其决策转化的整体发展历程，会发现在这些发展的背后混杂着种种政治文化方面、利益相关方视角以及社会市场化需求层面等多元化的影响因素。

从最开始的国家层面率先发力组建极具全国影响力的 HTA 组织机构，到逐渐被市场化的私立 HTA 机构占据主力，这其中存在着政府、市场、利益相关者之间的多重制约关系。在这种关系网的影响下，美国在关于 HTA 的决策前提性、重要性、必要性等认知形成方面，有着范围很广的意识建立；并且，在之后的决策转化中有着不同层次的实践操作，虽然并未受到国家层面相关法律文件等明文强制性推进，但是缘于后来居上的强大社会市场影响力，HTA 机构及其相关的产出报告如雨后春笋般应用到卫生医疗系统的全方位的新技术评估决策中，在一定程度上实现了患者、医生、医保机构及医药生产商等的相互制约性发展，减缓了医药费用的过度增长速率。

但与此同时，受限于占据主力的分散的私立 HTA 机构在决策流程透明程度、利益相关方参与公平度以及 HTA 的评估影响范围度等方面的局限性，HTA 转化为决策的具体实施效果还有待进一步的提升。正如以上举例研究的 ICER，一方面可以说，它顺应市场发展趋势的科学、创新的评估方法和机构筹资发展方式，对 HTA 更好的决策转化起着促进作用；另一方面，其他更多的私立 HTA 机构可能会受到来自不同利益相关方的影响而产生并非那么客观公正的、从患者角度出发的评估报告，在一定程度上对

HTA 的健康发展起着阻碍作用。

参考文献

［1］C. Daniel Mullins，Brian Seal，Enrique Seoane-Vazquez，等．成本—效果分析中药物成本测量的良好研究规范：Medicare 和 Medicaid 计划以及其他美国政府支持者角度——ISPOR 药物成本工作组报告之四［J］．中国药物经济学，2011（5）：86－96．

［2］蔡江南．医疗卫生体制改革的国际经验［M］．上海：上海科学技术出版社，2016.

［3］何佳馨．美国医疗保险照顾计划及其对我国的启示［J］．现代法学，2011，33（6）：161－169.

［4］John C. O'Donnell，PhD，Sissi V. Pham，等．卫生技术评估：全球经验综述［J］．中国药物经济学，2010（1）：58－65.

［5］林海．卫生技术评估在美国医疗卫生产业中的作用——历史的视角［C］．中华医学会第十八次全国医学信息学术会议，2012.

［6］刘庆婧，吴晶．美国医疗决策中的卫生技术评估［J］．中国药物经济学，2010，2：69－75.

［7］Medicilon．ICER 如何影响美国处方药定价［EB/OL］．［2016-03-09］．http://www.medicilon.com.cn/hang-ye-zi-xun/20163995214.shtml.

［8］门鹏，唐惠林，翟所迪．药品卫生技术评估的步骤与方法［J］．中国医疗保险，2015（10）：57－59.

［9］袁伟．美国医疗保险制度考察报告［J］．中国医疗保险，2015（10）：68－71.

第六章

德国 HTA 及 HTA 决策转化

德国与中国有着相似的医疗保障体系背景，已经形成以国家层面三大卫生技术评估机构为主的严谨的 HTA 管理流程和高效的决策转化路径，是全球基于 HTA 进行卫生领域循证决策的典型代表。而在中国，HTA 领域发展相对滞后，尤其是在进一步利用 HTA 结果以实现更好的决策转化方面。面对当前中国卫生体系医疗费用的不合理快速增长以及有限的医疗资源分配、利用不合理的问题，国家对循证决策提出了更高的要求，未来在医疗技术准入、医保报销、药品定价等诸多方面，HTA 结果将越来越多的作为决策依据完成其决策转化，从而辅助循证决策。

同是以社会医疗保险为主的国家，德国在 HTA 应用和决策转化方面保持着持续创新和探索，尤其是在实现 HTA 决策转化的过程中，德国有效地发挥了政府的宏观监督指导作用，利用 HTA 这一科学决策工具选择高效、必要、富有成本收益的医疗服务进入社会医疗保险报销系统，在有力地控制医疗费用增长的同时，为患者提供更加优质的健康服务。本章主要介绍德国 HTA 应用及其决策转化的路径和方法，以期更好地结合中国现阶段 HTA 决策转化面临的问题和挑战，提出促进中国 HTA 决策转化的启示性建议。

一、德国卫生体系简介

（一）德国卫生保健系统

德国卫生保健系统是由机构和参与者自我管理的。负责管理医疗保健系统的机构包括健康保险公司、管理机构、联邦卫生部、病人组织和自助团体的协会和代表。德国医疗保健系统分为三个主要领域：门诊护理、住院治疗和康复设施治疗。

联邦卫生部负责联邦一级的政策制定。其任务包括制定法律和为卫生保健系统内的自治活动制定行政指导方针。卫生部指示负责处理更高级别公共卫生问题的机构，如联邦药品和医疗器械研究所和保罗·埃尔利希（Paul Ehrlich）研究所（PEI）。当涉及法定健康保险的事宜时，联邦联合委员会（Gemeinsamer Bundesausschuss，G - BA）是自治医疗系统中最高的决策机构，成员包括医生、牙医、心理治疗师、法定保险公司、医院和病人代表。作为联邦一级自治的中央实体，联邦联合委员会决定哪些医疗服务将由法定保险公司承保，以及承保范围。联邦联合委员会还负责保证保健质量，由卫生保健质量与疗效研究院（Institute für Qualität und Wirtschaftlichkeit in Gesundheitswesen，IQWiG）评估与治疗和诊断程序有关的益处和风险，通过分析关于选定主题的现有科学数据来做到这一点。

重要的保健服务提供者、机构和协会包括：（1）健康保险公司。法定的健康保险公司必须提供健康保险，并确保被保险人得到医疗照顾。（2）医院联合会医生、牙医、心理治疗师和药剂师室。在联邦各州，所有医生、牙医、心理治疗师和药剂师必须是各自州议会的成员。（3）公共卫生服务部门。公共卫生服务部门有责任保护人们免受健康风险。例如，地区卫生部门规范公共建筑的卫生，防止感染发生，并促进普遍健康，为有心理社会问题的人提供健康咨询。（4）药房协会。药房负责提供药物，并提供有关药物的信息和建议。（5）其他保健专业人员。包括物理治疗师、言语治疗师、护士和助产士。（6）病人组织和自助小组。许多人聚集在一起组成病人组织、自助团体为病人提供支持和建议。

（二）德国的三大医疗保健领域

1. 门诊治疗

在德国，普通医学、内科和儿科医学办公室也被称为"家庭医生"（hausarztpraxen）。如有需要，家庭医生可将患者转介至"专科医生"

（facharztprxis）。而在另一些领域，如妇科、精神科、耳鼻喉科等，也可以直接看专家。在德国，如果人们生病或需要医疗建议，家庭医生通常是第一个去的地方，所以选择家庭医生是很重要的。

2. 住院治疗

德国的大多数医院都对所有病人进行治疗，不管他们是否有法定的或私人的健康保险。如果病人去医院治疗，医生通常会推荐附近合适的医院。医生会提供一张转诊单，让病人到医院报到。具体的程序和治疗可能必须由在这方面有更多经验的专家进行，但这并不是每一家医院都能提供的。如果病人有法定的健康保险，治疗费用将只在经法定健康保险公司批准的医院支付。德国的大型医院通常是由国家或市政府资助的；慈善机构或教会经营的医院是由红十字会或宗教团体等组织经营的。此外还有许多私营医院，其中一些医院只治疗私人参保或愿意自己负担费用的病人，这些医院通常规模较小，更有可能是专科医院。

3. 康复设施治疗

医院除了提供住院治疗外，还提供住院医疗康复服务，帮助人们恢复和改善健康。这些治疗包括理疗、心理护理以及帮助学习如何使用医疗辅助设备和用具。

（三）德国的健康保险制度

1. 保险制度的基本原则

德国的医疗保健制度以下面四项基本原则为基础。

（1）强制性保险。每个人都必须有法定的健康保险，购买人的总收入须在固定限额内。任何收入超过这一限额的人都可以选择购买私人保险。

（2）通过保险费供资。医疗保健的资金主要来自被保险人及其雇主支付的保险费，国家税收盈余也承担一部分保费。这意味着德国不像英国或瑞典那样仅依靠税收，也不像以市场为导向的美国那样，民众不得不承担治疗费用和疾病造成的收入损失，或者不得不购买私人健康保险。

（3）团结原则。在德国保健系统中，法定健康保险成员在生病时共同承担医疗费用的个人风险。法定保险所涵盖的每个人都有平等的医疗权利和生病时继续领取工资的权利，不论其收入和保险费水平如何。保险费是根据收入计算的，这意味着富人可以帮助穷人，健康的人可以帮助病人。

（4）自治原则。虽然德国政府规定了医疗保健的条件，但个人医疗服务的组织和筹资是医疗保健系统内自治机构的责任。这些组织由代表医生和牙医、心理治疗师、医院、保险公司和被保险人的成员组成。联邦联合委员会是法定健康保险制度中最高的自治实体。

2. 健康保险制度

（1）法定健康保险。在德国，每一个人都拥有法定健康保险。如果他们生病了，他们就有权享受同样的医疗保健而不管他们每月支付多少保险费。保险费完全由收入水平决定，所有法定保险人的医疗保险费率相同：占总收入的14.6%（收入达到一定水平）。雇主和被保险人平均分担费用，每人支付7.3%，如果保险费和其他资金来源不足以支付保险费用，保险公司可以收取额外费用。一般来说，所有年收入不超过某一特定数额的雇员必须有法定的健康保险。自由艺术家、记者、学生、失业者和退休人员也可以享受法定健康保险。配偶和子女不需要缴纳额外的费用，如果他们没有挣到任何钱，或者赚得太少。一定年龄的儿童也不需要缴纳费用，这将取决于他们是否仍在接受教育或职业培训；由于残疾而无法照顾自己的儿童，无论其年龄多大，都可以通过父母投保。

选择法定健康保险公司是自由的，对所有法定保险人基本上都提供相同的标准医疗和保健服务综合目录，所涵盖的服务包括：家庭医生、专家和心理治疗师、医院基础治疗、康复设施治疗；此外，还包括筛选试验、必要的疫苗接种孕产期医疗保健等。

（2）私人医疗保险。在德国，约有11%的人有私人医疗保险。只有符合某些标准的人才能获得私人医疗保险。例如，你的总收入必须在至少一年内超过某一阈值。这一门槛值是定期调整的，2018年的门槛为每年59400欧元，当然自营职业者也可以享受私人医疗保险。私人医疗保险费不是基于收入，而是基于年龄、一般健康和所要求的医疗服务。这些服务可包括由高级顾问、私人医院病房和特殊医疗、牙科或自然疗法治疗。

二、德国 HTA 情况概述

（一）德国 HTA 组织机构的发展及特点

1. HTA 的发展

20 世纪 90 年代以来，伴随着循证医学运动（evidence-based medicine movement）在德国的发起，HTA 和卫生经济学等也引起了广泛的讨论。同时，受驱于紧张的卫生医疗费用预算，以及联邦卫生部对将 HTA 运用于医保报销决策的浓厚兴趣，越来越多的利益相关者达成广泛共识，即通过对现有卫生技术进行评估后进行准入决策以控制费用增长，并同时确保提供更加质优高效的服务。随后，来自疾病基金协会、医师协会、医学科研高校、学术研究组织等的学术工作小组作为中坚力量，开始致力于开展各种 HTA 项目研究，或是为各协会的相关疾病报销、内部决策等提供决策支持，或是从科研学术的角度致力于 HTA 方法、应用、培训等方面的研究和工作。1997～2002 年，成立于汉诺威医学院（Hannover Medical School）下的卫生保健技术评估科学工作组，在联邦政府的资助下进行了多达 50 项的 HTA 项目，为德国 HTA 数据库的建立以及 HTA 相关方法的后续改进奠定了良好的基础。在 2000 年德国卫生体系改革浪潮的推进下，德国卫生技术评估局（Deutsche Agentur für Health Technology Assessment，DAHTA）［隶属于德国医学文献与情报学会（Das Deutsche Institut für Medizinische Dokumentation und Information，DIMDI）］正式成立，被要求对联邦资助的 HTA 项目进行系统管理，并通过组建一个囊括相关 HTA 项目成果的信息化数据库用以支持国家卫生决策。2004 年，伴随着《法定医疗保险现代化法》（the Statutory Health Insurance Modernization Act）的出台，由众多利益相关方组成的卫生自我管理体系中的最高决策机构———联邦联合委员会正式诞生。该委员会由德国自我管理卫生系统中的四大主导组织构成：联邦医保基金协会（GKV-Spitzenverband）、德国医院联盟（Deutsche Krankenhausgesellschaft，DKG）、国家法定健康保险医师协会（Kassenärztliche Bundesvereinigung，KBV）和国家法定健康保险牙医协会（Kassenzahnärztliche Bundesvereinigung，KZBV）。联邦联合委员会被赋予组织或委托开展 HTA 项目的职责：在联邦卫生部的监督下，联邦联合委员会可通过基于 HTA 的循证决策过程发布具有法律约束力的标准、指令等，对药品、诊断、治疗过程、医疗器械和非医学治疗的提供和报销做出相关规定。随后，联邦联合委员会依据一项新法案建立了一个独立的 HTA 机构——卫生保健质量与疗效研究院，其主要职责就是进行 HTA 评估为联邦联合委员会决策提供参考，其开展的 HTA 评估包括药品的收益和成本效益评估、非药品医疗技术的干预项目评估（如医疗设备、诊断治疗方法、疾病预防筛查等）。至此，德国基于三大 HTA 组织机构的国家层面 HTA 决策转化体系正式组成。

2. HTA 组织机构的特点

德国卫生体系强调各方自我管理，在政府对相关的机构职能、财政预算等宏观层面的体系框架进行规划设计后，具体运行方案由医疗服务体系中的各方代表谈判确定，自我管理主要依靠行业力量，包括服务购买者、使用者之间的制约。审视德国 HTA 以及 HTA 决策转化机制的成长发展过程，政府支持和监督、从法律层面确保 HTA 决策转化成果落实到位，以及基于国家层面 HTA 机构的各行业协会、相关院所、组织、患者群体等利益相关方都可参与决策的严谨决策转化流程缺一不可。从最开始的循证医学运动统一认识，到之后的各种背景下的学术科研工作小组不断探索 HTA 方法、管理流程和决策转化机制，再到最后形成以德国自我管理体系中的最高决策机构为中心的三大 HTA 管理机构，并通过立法确定其基于 HTA 的决策转化成果的严格落实，形成了能适用于不同层级、不同组织，并针对各种不同技术类型的 HTA 评估方法及决策转化机制。

（二）德国 HTA 决策转化管理流程

1. HTA 决策转化管理相关法规指令

德国在立法以及国家政策高度上确保了 HTA 决策转化的顺畅运行。首先，联邦联合委员会由 2004 年《法定医疗保险现代化法》出台成立，其基于 HTA 进行循证决策的权力由德国《社会法典》第五册（Sozialgesetzbuch Ⅴ）赋予（联邦卫生部负责监督）。而主要实施 HTA 评估的机构——卫生保健质量与疗效研究院同样是由联邦联合委员会在 2004 年依据新法案由联邦德国医保基金伞状管理机构（GKV）建立，并且其开展 HTA 评估辅助联邦联合委员会决策的职责在《社会法典》第五册中进行了明文规定。在建立国家层面的 HTA 机构基础上，德国持续探索完善 HTA 决策转化机制。2010 年 11 月 11 日，德国议会通过了《市场对医药产品的改革法案》（Act on the Reform of the Market for Medicinal Products，AMNOG），这项法案赋予了联邦联合委员会和卫生保健质量与疗效研究院一项重要的职责：对新获批准上市的药品进行额外效益评估，以辅助社会医疗保险机构关于新药的定价和报销方面的政策制定。德国卫生技术评估局也是德国医改的产物，虽然其在实际决策制定中的直接作用弱于其他两大机构，但其建立的 HTA 数据库对决策转化证据支持也起到了积极作用。

2. HTA 决策转化的相关方

目前，在德国的 HTA 管理体系中，主要形成了联邦联合委员会、卫生保健质量与疗效研究院以及德国医疗档案研究中心（DIMDI）这三个国家层面的 HTA 组织机构，分别实现决策转化整体性管理、评估科学化管理以及 HTA 的信息平台化管理等；各机构各有功能定位，又通过信息共享来共同实现全国 HTA 的完善系统管理。联邦联合委员会是德国 HTA 决策转化体系中的主导管理者，负责基于包括 HTA 评估结果等证据做出卫生决策。最终决策转化的 HTA 项目可在联邦联合委员会内部开展，大部分委托卫生保健质量与疗效研究院、高等院校研究机构等独立第三方评估机构进行，同时也参考德国医疗档案研究中心的 HTA 信息库信息。

德国参与 HTA 决策转化管理的相关方除了组成联邦联合委员会四大支柱组织（联邦医保基金协会、德国医院联盟、国家法定健康保险医师协会和国家法定健康保险牙医协会）外，根据《社会法典》和《患者参与法案》（the Patient Involvement Act，PIA）的相关规定，特殊的患者代表或是维护患者权益的组织代表也有权参与联邦联合委员会决策流程（但无表决权）。其他利益相关方，如患者家属、医药企业、医药企业协会等也有途径参与决策过程。具体决策的关键方为德国卫生体系最终决策主体联邦联合委员会及其下属的九个子委员会。

3. HTA 决策转化具体管理流程

在进行具体的 HTA 决策转化管理时，主要包括五个阶段：评估申请—开题咨询—外部科学评估—听证会—决议及指令发布（见图 6-1）。首先，由联邦联合委员会决策委员会内部成员，或患者代表、社会医疗保险医疗服务提供者和基金资助者，以及一些特殊医药技术供应商等都可以提出 HTA 评估申请。其次，联邦联合委员会从提交的申请中选定正式开展评估的项目，并进一步确定具体评估问题，然后根据受众的不同、判定标准的差异，任命子委员会负责相关证据收集以及管理独立的 HTA 评估工作。再其次，根据具体评估需求，决策委员会一般委托卫生保健质量与疗效研究院等 HTA 评估机构进行外部评估。之后由联邦联合委员会根据 HTA 初步结果确定是否需要举行听证会，尤其是涉及第三方利益时，一般书面和口头两种方式的听证会都要举行。最后，根据 HTA 评估结果以及听证会结果，由子委员会汇总所有商议结果并做出初步决策意见呈交决策委员会，决策委员会再据此做出最终决策并撰写详细国家指令上交卫生部并公布在联邦联合委员会官网供公众审阅。最终，如果卫生部在两个月内没有提出异议，该指令将被发布到联邦公报上，并且一般在发布后第二天相应指令规定即在全国生效实施。

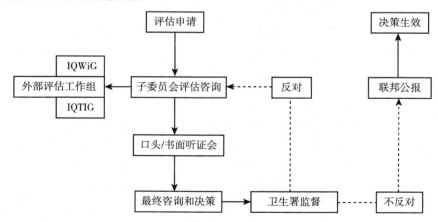

图 6-1 联邦联合委员会主导的 HTA 决策转化过程

三、从药品准入管理看德国 HTA 决策转化情况

（一）药品准入 HTA 决策转化过程

1. 相关法规指令

德国从法律层面确保 HTA 决策转化，最新关于药品准入的法规是 2010 年 11 月德国议会通过的《市场对医药产品的改革法案》（Arzneimittelmarkt Neuordnungsgesetz，AMNOG），联邦联合委员会和卫生保健质量与疗效研究院开始致力于对新药的额外效益评估（以下简称"AMNOG 评估"），即对新获批准上市的药品进行额外效益评估，用于新药定价和医保报销等方面的药品医保准入政策制定。

2. 药品准入 HTA 决策转化具体过程

2010 年之后，联邦联合委员会和卫生保健质量与疗效研究院开展的 AMNOG 评估就已经成为医保对具有新的活性成分体系药品的医保内定价的参考基础。AMNOG 评估将新药的额外效益结果划分为六类：重大（持续重大的改善，如可治愈、存活时间大量延长、长时间免于严重的病症、严重副作用影响极大减缓）、可观（有显著的改善，如明显病情减缓、存活时间适当延长、严重病症的缓解、严重副作用影响减缓或其他副作用明显减缓）、少量（适当高于边际收益的改善，如严重病症的减缓、副作用减少）、边际（无额外效益）和低于已准入参照药品。

具体决策流程及 HTA 在相应环节的作用（见图 6-2）。在新药获批上市三个月内，医药公司上交医保准入申请和药品相关信息，联邦联合委员会委托卫生保健质量与疗效研究院等第三方 HTA 机构完成 AMNOG 评估。评估初步结果将在网上公示，医药公司、协会和专家等利益相关方都可据此提交书面或口头意见。接下来的三个月内，联邦联合委员会将基于 HTA 评估结果、各利益相关方意见以及其他证据做出该药品医保准入的最终决策。决策详细内容包括额外效益的程度、适宜接受新药治疗的患者群、质

量保证的行政要求以及治疗成本说明等，如果新药品具有额外效益，这些都将作为新药医保定价谈判的基础证据。接下来，医药公司与联邦医保支付基金协会将据此谈判，确定新药报销支付价格的协商以及零售折扣价格。在这个谈判阶段，联邦联合委员会提供平台并且管理全过程，双方将按照联邦联合委员会安排好的议程进行谈判，如果在特定时间段内谈判没有达成共识，定价最终决策权将被转交给仲裁委员会。仲裁委员会将依据欧洲价格水平确定最终价格，或者由于定价进行到这一步与新药的成本效益性关系极大，仲裁委员会可以继续要求 HTA 机构开展更深入的经济学评价，并且基于进一步的 HTA 结果来确定新药适宜的价格。然而，如果联邦联合委员会评估认为新药相比于参照药品并不具备额外效益，新药需在上市 6 个月内被纳入已有参考定价系统中，这意味着该新药的年治疗成本不得高于参照药品所在参考定价药品组已设的基准线。

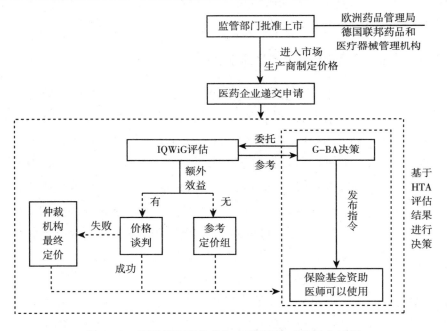

图 6 - 2　德国新药医保准入方面 HTA 决策转化过程

总之，受市场改革作用影响，在新药上市后的快速定价报销决策中，HTA 被作为一种科学有效的方法嵌入了决策过程，HTA 决策转化也从原有医保准入决策扩展到药品定价谈判与决策中。

（二）药品准入 HTA 决策转化成果

据相关资料统计，截至 2014 年 5 月 12 日，在卫生保健质量与疗效研究院所做的评估研究中，被委托的 HTA 项目和其撰写的 HTA 报告多达 262 项（见表 6 - 1）。根据卫生保健质量与疗效研究院本身"三单元、八部门"的组织工作结构，在信息管理、质量保障和法律指导三个宏观督导单元的协助支持下，几乎所有的部门（药物评估、非药物干预、医疗服务质量、医学生物统计、卫生经济、卫生信息六个出具报告的部门）都参与并具体组织开展实施了相应的评估项目，撰写了报告计划、初始报告和最终报告等，很好地服务了卫生保健质量与疗效研究院整体的 HTA 评估工作，为联邦联合委员会的 HTA 决策做出了及时、充足、有力的评估参考。尤其是药物评估部门和非药物干预部门，不论是在新药的评估项目还是在其他 HTA 最终报告的撰写方面都有着较大的贡献。此外，在新药的评估方面，卫生经济学部门也做出了巨大的贡献，审核了高达 102 项新药评估方案，这也许是受近些年联邦联合委员会对新上市药品格外关注的影响。

表 6 - 1　　　　　　　IQWiG 各部门的 HTA 项目及报告情况　　　　　单位：项

部门	新药文档	最终报告	初始报告	报告计划	已开启的项目
药物评估	95	42	—	1	6
非药物干预	—	40	4	7	3
医疗服务质量	—	25	1	—	3
卫生信息	—	13	—	—	—
卫生经济	102	5	—	2	3
医学生物统计	—	4	—	—	1
总计	102	129	5	10	16

注：数据统计截至 2014 年 5 月 12 日。
资料来源：德国访谈资料。

另外，截至 2015 年 8 月 10 日，卫生保健质量与疗效研究院已经审核进行了 114 份 AMNOG 评估（见表 6 - 2），高效应对了欧洲新药上市后医保准入决策速度较慢的问题，并且保证了决策的科学性。表 6 - 2 展示了

2011 年以来在德国许可上市的新药对比已有药品没有额外效益的占比为 56%，意味着在 AMNOG 评估机制下一半以上的新上市药品失去了以前实际存在的不合理优势（即在相比已有药品没有额外效益的情况下还具有相对较高价格的可能性），从而在很大程度上控制了新药价格上涨。可见，德国在 HTA 决策转化上的持续探索不仅快速响应了卫生体系决策、管理需求，还为德国卫生医保系统的持久健康运营奠定了科学合理的决策基石。

表 6 - 2   基于 AMNOG 的药物评估情况汇总

额外效益类别	数量（份）	占比（%）
重大	10	9
可观	18	16
少量	12	11
边际	10	9
没有	64	56
负数	0	0
合计	114	100

注：数据统计截至 2015 年 8 月 10 日。
资料来源：德国访谈资料。

四、德国 HTA 决策转化方法小结

审视德国的 HTA 发展进程，德国 HTA 发展起步于一些研究机构、学术团体等自下而上的探索；多方利益相关者也慢慢对 HTA 的应用优势有了认知；在卫生医疗费用不断增长的压力下，国家层面如联邦卫生部与多方利益相关者达成通过基于 HTA 的循证决策控制费用增长同时确保提供优质高效服务的广泛共识；最终发展出写入社会法案的国家层面的联邦联合委员会、卫生保健质量与疗效研究院和德国医疗档案研究中心三大 HTA 组织机构。并且，根据改革发展需求，德国也在国家层面快速回应并积极出台相应法案来进一步促进 HTA 在更广范围的决策转化。此外，为维持这些 HTA 组织机构的良性发展，联邦政府提供了较为稳定的资金支持，并且培养了多学科背景的专业人才，以切实做到采用科学的评估方法产出较高质

量的 HTA 报告。

在德国 HTA 决策转化过程中，一方面，联邦卫生部会及时根据联邦联合委员会关于 HTA 的最新方法、研究前沿等成果向联邦议院和联邦参议院提出相关的立法倡议；另一方面，联邦联合委员会也会基于自身和卫生保健质量与疗效研究院、德国医疗档案研究中心的评估报告来向医疗服务提供者、社会医疗保险基金以及患者发布相关报销指令等。这两种面向不同的决策需求而实施的分层式决策转化模式，使 HTA 应用决策的形式更加具有针对性和科学性，分别灵活地实现了决策制定的过程导向和效果导向。并且，不论是在评估过程中还是在具体的决策转化过程中都有各利益相关方的广泛参与，这种广泛参与的形式也促进了有效的决策转化。此外，在这个过程中，HTA 组织机构之间的互助也有利于促进决策参考报告的产出，进而加快了决策过程。尤其是联邦联合委员会和卫生保健质量与疗效研究院之间，联邦联合委员会的很多决策都基于卫生保健质量与疗效研究院提供的评估结果；虽然基于法案卫生保健质量与疗效研究院由联邦联合委员会建立，但是近些年来卫生保健质量与疗效研究院不断发展，形成了科学的自我评估方法体系以及较为透明的评估流程等，已成长为与全球 HTA 标准的英国 NICE 接近的独立专业机构。

德国国家层面三大 HTA 机构的各自 HTA 决策转化运行顺畅，并且 HTA 机构之间也形成了有效的共享机制：HTA 方法指南以及 HTA 报告成果等不仅在联邦联合委员会、卫生保健质量与疗效研究院等的官方网站中被及时公示以供各方参考学习，而且在应用早期就形成了国家层面的 HTA 信息库；此外，联邦公报也会及时公布相关成果以便进行更广范围的成果传播。信息共享和广泛的成果传播不仅有利于决策转化过程，更有利于决策转化后的政策落地。

参考文献

［1］Fricke F. U．，Dauben H. P．，宗欣，等．卫生技术评估：德国视角［J］．中国药物经济学，2010（1）：12.

［2］李珍，赵青．德国社会医疗保险治理体制机制的经验与启示［J］．德国研究，2015（2）：9.

[3] 张倩，陈英耀，应晓华. 法国、德国、荷兰卫生技术评估发展历程及思考 [J]. 中国卫生质量管理，2011，18（1）：4-7.

[4] Perleth M. , Gibis B. , Gohlen B. . A Short History of Health Technology Assessment in Germany [J]. International Journal of Technology Assessment in Health Care, 2009, 25（Suppl 1）: 112-119.

第七章

波兰 HTA 及 HTA 决策转化

基于 HTA 的决策可以通过提高医疗资源利用率,在预算有限的条件下更好地提供安全有效的医疗服务。卫生经济学和 HTA 迅速发展的原因在全球已经达成共识,主要有两点:一是经济衰退背景下日益缩紧的预算限制;二是越来越多的决策制定者和资助方对新的和现有的治疗技术要求更好的证据。波兰作为转型国家在医疗卫生领域面临的问题和挑战与我国相似,波兰 HTA 发展背景也不例外。波兰于 2005 年建立了国家级 HTA 机构,在 HTA 决策转化机制建设上进行了探索,目前已经形成以国家级 HTA 机构为主的规范化 HTA 管理流程和高效的决策转化路径。卫生技术评估与定价局(Agency for Health Technology Assessment and Tariff System,AOTMiT)作为波兰国家层面 HTA 机构具有极大的影响力,在 HTA 决策转化上发挥了关键作用。本章梳理了波兰 HTA 发展历史和 HTA 管理及其决策转化的路径与方法,其 HTA 决策转化经验对中国具有重要的借鉴意义和启示作用。

➡ 一、波兰卫生体系简介

波兰卫生体系建设经历了几次大的转变。1947 年波兰走上了社会主义发展道路,在计划经济背景下,通过国家卫生部推行集权化的卫生管理,建立了谢马什科(Semashko)苏联模式卫生保健系统。但从 1989 年经济体制改革开始实行以私有化为基础的市场经济以后,国家卫生系统也进行了相应的改革，谢马什科卫生系统于 1999 年瓦解。2002 年，波兰成立了国家健康基金，实现了全民医疗保险覆盖，改革取得了较大成功。但是，由于国家对现代医疗技术的突然放开，市场供给、可用资金和日益增长的需求之间形成了巨大的断层，因此波兰卫生体系的改革部分措施聚焦于优先级设置、卫生服务资助决策和 HTA 决策转化的实际应用。

波兰卫生服务体系的监督、管理和筹资功能由卫生部、国家卫生基金会（National Health Fund，NHF）和地方自治政府机构共同承担。卫生部负责国家卫生基金会的监管、药物和医疗产品的报销、医疗卫生机构的监督和审计、医疗专业绩效的监管、健康计划实施的协调和发展以及国家医疗应急救援体系的组织与监管；国家卫生基金会主要负责医疗健康服务的筹资、管理以及资金分配，并受卫生部健康保险司的监管；每一级自治政府（省、县、乡镇）的卫生部门负责地方三方面的工作：制定基于本区域卫生发展需要的战略、健康干预，以及公共卫生机构的管理。

（一）国家全民健康保险

2013 年波兰卫生支出占 GDP 的 6.7%，政府的卫生支出占总卫生支出的 69.6%，其中社会保障（强制性社会健康保险）支出占政府卫生总支出的 86.2%，剩余 13.8% 为政府卫生预算。[①] 社会健康保险基金是公共筹资的主要来源，由国家卫生基金会进行管理。社会健康保险计划由国家强制执行，职工收入的 8.5% 被直接扣除用于缴纳健康保险基金，没有收入的家庭成员也得到覆盖，如果雇主想为职工提供更好的医疗待遇，可在基本医疗保险外为职工购买特殊医疗保险。

（二）全国卫生机构概况

根据波兰的医疗卫生机构法，医疗卫生机构包括：医院，慢性病管理

---

① World Health Organization. Health Expenditureratios ［EB/OL］［2016-07-20］. http：//apps. who. int/gho/data/node. main. 75？lang = en.

中心，疗养院；门诊部，健康中心；急诊服务；诊断实验室；牙科诊所；康复治疗中心；儿童保健机构等。这些医疗卫生机构在组织、人员、资产和财务方面是独立性的组织。波兰的社会健康保险计划覆盖了大部分医疗服务，包括全科医生和专家提供的治疗、诊断检查、住院、急诊、处方药和手术、妊娠分娩和复健等。

门诊医疗服务为不需要全天照顾的人群提供医疗保健服务，一般接受门诊专科医疗需由健康保险医生转诊，但妇产科、牙科、皮肤科、性病科、肿瘤科、眼科、精神病科七项专科医疗和肺结核患者、艾滋病患者、受伤军人等人群不需要转诊。医院提供 24 小时的综合性医疗服务，包括诊断、治疗、护理和复健。

二、波兰 HTA 体系与 HTA 决策转化机制发展

（一）波兰国家层面 HTA 机构——AOTMiT[①]

1. AOTMiT 发展历程

AOTMiT 的前身是波兰卫生技术评估局（Agency for Health Technology Assessment in Poland，AHTAPol），是作为卫生部的顾问机构于 2005 年 9 月按卫生部规定由国家出资成立的，2009 年机构性质变更为独立法人组织。2015 年 1 月推出的《公共财政支持的医疗福利法案的修订法案》赋予该机构有关医疗服务定价的新职能，至此 AHTAPol 更名为 AOTMiT。

2. AOTMiT 基金来源

截至 2012 年的数据显示，AOTMiT 70% 的资金支持来自政府年度一般性预算；剩余 30% 则来自其他来源，包括由制药公司支付的法定费用（报销申请处理费用、培训费用、奖助金等）。2011 年 AOTMiT 的预算大约为

---

① Agency for Health Technology Assessment and Tariff System. About AOTMiT［EB/OL］［2016-07-20］. http：//www. aotm. gov. pl.

1050 万兹罗提（约 350 万美元），占 NHF 年度总支出的 0.018%（Amanda Glassman & Kalipso Chalkidou，2012）。

3. AOTMiT 组织结构及人员构成

AOTMiT 人员构成主要为研究人员以及顾问和管理、行政人员。

AOTMiT 主要由以下四个部门构成。

（1）卫生技术评估部门。主要任务是通过对临床证据的分析对卫生技术的有效性和安全性进行评估，对卫生技术进行经济分析、成本效益分析以及与咨询委员会进行合作。

（2）国际协调合作部门。主要负责与国际卫生技术评估伙伴机构的合作和国际会议材料与文章的筹备。

（3）经济分析部门。负责分析卫生服务成本、药物疗法实际成本和改善卫生服务成本评估的方法。

（4）卫生服务成本监管部门。负责对卫生服务成本进行监管和对卫生服务效率进行审查。

AOTMiT 内部决策主体包括主席和两个重要委员会，即由 20 名高级委员组成的独立顾问部门——AOTMiT 透明度委员会（TC）和由 10 名高级委员组成的独立顾问部门——AOTMiT 定价事务委员会（CTA），成员均由卫生部任命。

4. AOTMiT 的职责

AOTMiT 主要对两大类决策者提供决策支持：一是国家层面的政策制定者——卫生部，需要对卫生技术公共基金的配置，尤其是基本福利下有争议的、昂贵的诊疗资源配置进行决策；二是其他决策者，如承包服务的决策者和决定医院所提供服务项目的医院管理者。AOTMiT 产出的卫生技术评估报告旨在向受众提供基于现有最全面证据的高质量指导，其发布的建议、声明和意见等都是基于公开文献、权威数据、专家意见、制造商提供报告和 NHF 评价等多方面综合证据的。

AOTMiT 的主要任务是通过产出卫生技术评估报告对相关卫生决策给出建议，涉及药物报销目录制定、高价创新药物治疗方案以及医院化学疗法药物清单的确定、非药物的卫生技术（如医疗器械、外科手术等）的应用，以及国家和地方政府医疗保健计划确定等。完成一份完整的卫生技术评估报告所需的时间不定，一般为几个月，所需成本约 28000～34000 美元。此外，AOTMiT 还负责 HTA 成果、方法和国内外意见的收集与传播，途径之一便是积极参与国际合作。AOTMiT 是很多重要 HTA 国际组织，如国际卫生技术评估协会（Health Technology Assessment，HTAi）、国际卫生技术评估机构协作网（International Network of Agencies for Health Technology Assessment，INAHTA）的成员机构。

2015 年以来，AOTMiT 新增了有关卫生服务定价的职能，这部分职能主要由定价事务委员会承担。具体包括确定参考服务项目、建立特定医疗产品与参考项目间的联系、成本计算，以及基于成本数据进行定价转化等。这部分职能虽然与卫生技术评估工作相对独立，但是其方法、流程等与卫生技术评估密不可分。

（二）波兰 HTA 决策转化机制

1. HTA 决策转化参与主体

波兰的卫生技术评估及其决策转化受多方影响，包括 AOTMiT 及其透明度委员会（对资助水平和类型提出建议）、卫生部（最终决策权）、国家顾问（对 AOTMiT 的评估结果给出意见）、国家卫生基金会、外部研究团队（主要负责 HTA 经济学评估研究），以及决策制定和执行的相关支持团队等。

AOTMiT 负责完成 HTA 评估或管理 HTA 评估产出过程，为了确定 HTA 的题目、确保其工作的相关性，AOTMiT 内部 HTA 评估工作组由 HTA 技术专家、不同领域的临床专家、相关决策制定者（卫生决策制定者和医院管理者）等组成。卫生部定期提出卫生技术评估项目要求，负责卫生政策的制定、医疗保健标准的监控、资金投入、医学科研和教学。卫生部可以直接启动某项卫生服务的卫生技术评估，同时卫生部决定加入或删除某项公共资助的卫生保健服务是决策制定的终点。国家顾问指卫生部任命的卫生经济、卫生政策等相关领域的专家顾问，负责对卫生决策给出意见。

国家卫生基金会则负责国家卫生服务筹资，在卫生技术评估决策转化过程中也对 AOTMiT 的评估结果给出意见。由于 AOTMiT 机构较小，HTA 项目大多与国内外大学或研究机构合作完成，AOTMiT 一般将卫生技术的经济性评估外包（招标选择）给学术中心，然后由外部研究团队按照波兰卫生技术评估指南进行评估并提供卫生技术评估报告（外部研究团队成果通常会由两个独立专家进行审查后再递交最终决策）。透明度委员会是 AOTMiT 内专门成立的独立顾问机构，主要根据国家顾问和国家卫生基金会提出的意见，并基于外部研究团队形成的卫生技术经济性评估报告进行进一步的更广泛领域的评估，包括对替代方案的影响、社会影响、组织性影响、相对优先级和更广泛的社会伦理方面的影响等。

2. HTA 决策转化流程

波兰卫生技术评估决策转化流程：首先在由 AOTMiT 和卫生部共同召开的共识会议上确定卫生技术评估选题，如果没有特别规定报告产出的截止日期，则按照先来后到的顺序依次进行评估；波兰对选题遴选没有明确定义的标准。

AOTMiT 综合整理相关 HTA 成果、相关领域国家顾问的意见、国家卫生基金会的意见等相关证据，透明度委员会基于这些证据就该项卫生技术是否纳入保障计划（具体到资助的类型和水平）给出意见，最后由 AOTMiT 主席确定后向卫生部提交最终意见。

➡ 三、波兰 HTA 决策转化方法小结

（一）独立法人身份

AOTMiT 前身是作为卫生部的顾问机构于 2005 年 9 月按卫生部规定由国家出资成立的，2009 年机构性质变更为独立法人组织。成为独立法人组织之后，AOTMiT 在财务、人员及资产管理等方面具有更大的自主性，同时其评估过程更不易受到其他方面的干扰，可以保证评估结果的公正合

理，有效提升机构本身的绩效水平。

（二）国家层面支持

AOTMiT 是在卫生部的推动下成立的，其预算的 70% 都由财政支持，得到了国家层面，包括卫生部和国家卫生基金等相关部委的大力支持。与此同时，从国家层面协调各利益相关方，推动构建了多方参与的 HTA 决策转化体系。HTA 评估结果在卫生部和国家卫生基金的相关决策中都真正得到了利用，对实际政策制定起到了重要作用，有效保障了 HTA 机构的权威性。

（三）多方参与的评估过程

HTA 决策及转化的过程是一个多方参与的过程。在决策过程中，AOT-MiT 要征求负责卫生筹资和国家保险计划的国家卫生基金会的意见，国家卫生基金会的前期决策参与有利于后期的政策落实。此外，各种公共实体和非政府部门的专家、学者都可以入选透明度委员会，其他相关利益方如药品企业、医疗设备制造商等也被邀请对 AOTMiT 的 HTA 进行听证，使立法、行政、临床和生产等各利益相关方都能充分了解并参与决策，避免了过于强调数据而忽视同样可以影响政策的实质性问题；也打破了 HTA 研究成果只在学术界传播的限制，真正将其应用于实际决策。

（四）透明标准的评估参与流程

在多方参与 HTA 决策及转化的过程中，建立了一套透明的参与流程。各利益相关方都明晰自身在流程中的角色与任务，并在公开平台进行协商交流，既提高了决策制定与转化的效率，又能够有效避免"暗箱操作"等不合规行为，有效保障了评估结果的公正合理性。

参考文献

[1] 国家发展改革委，卫生部考察团. 波兰卫生体制改革的基本经验

与启示 [J]. 宏观经济管理，2005 (11).

［2］于广军，马强. 处于转型中的波兰医疗卫生体制 [J]. 中国卫生资源，2007，10 (3)：154.

［3］Amanda Glassman，Kalipso Chalkidou. Priority-Setting in Health Building Institutions for Smarter Public Spending ［R］. Geneva：Center for Global Development，2012：1–101.

［4］Republic of Poland Ministry of Health. Office of Ministry of Health ［EB/OL］［2016-07-20］. http：//www. mz. gov. pl/en/ministry-of-health/office/.

第八章

泰国 HTA 及 HTA 决策转化

　　2018 年泰国总人口约为 6.9 万人，已经基本实现全民医保覆盖。根据世界银行统计数据，2014 年泰国国内人均 GDP 为 5445 美元，低于同期中国人均 GDP（7589 美元）；卫生总支出占 GDP 的 6.53%，高于中国同期数据约 1 个百分点。泰国在经济模式、社会环境、医疗卫生体系等方面与我国存在相似性，在学习前沿的卫生决策方法体系方面步伐很快。泰国自 2007 年成立国家层面 HTA 机构以来，紧跟国际前沿，HTA 决策转化体系建设渐趋成熟，已经成为亚洲国家典型。本章通过对泰国 HTA 机构——卫生干预和技术评估中心（Health Intervention and Technology Assessment Program，HITAP）进行介绍，以期为中国 HTA 及其决策转化机制的发展完善提供一定的参考。

➡ 一、泰国卫生体系简介

　　进入 21 世纪以来，泰国政府在医疗健康领域进行了大刀阔斧的改革，投入大量资源用于国家卫生体系建设。2001 年，在大选政治压力背景下，泰国政府开始实施主要面向之前无任何健康保障的国民的"三十铢"计划，由此实现了全民健康保障（Universal Health Coverage，UHC）覆盖。泰国全民健康保障共由三种方案组成：覆盖政府部门的公职人员福利制度（Civil Servant Medical Benefit Scheme，CSMBS）、覆盖私营部门的社会保障方案（Social Health Insurance，SHI），以及理论上提供给所有其他泰国国民的普遍覆盖计划（Universal Coverage Scheme，UCS），即所谓的"三十铢"计划。中央集权在泰国卫生系统的管理上非常明显。中央卫生部门在国家卫生系统中拥有绝对的话语权。国家公共卫生部（Ministry of Public Health，MOPH）负责制定法律、分配财政补贴、规划国家卫生发展战略，也要负责对地方卫生服务进行宏观调控、技术监督和指导。国家健康保障办公室（National Health Security Office，NHSO）主要负责管理"三十铢"计划，用以保护那些在公职人员福利制度和社会保障方案覆盖范围之外的人。

同时，国家健康保障办公室也是泰国对 HTA 活动进行总体监督和指导的部门。另外，大学的教学医院和国防部直属医院等部门相对独立，既要提供医疗服务或从事卫生服务相关活动，又要对其下属的卫生机构进行监督、指导和评价。这些机构为泰国 HTA 体系的构建和成熟贡献了关键力量。

二、泰国 HTA 体系简介

（一）HTA 发展脉络

泰国 HTA 的发展经历了三个阶段。第一阶段，学术界率先引进 HTA 理念。从 20 世纪 80 年代起，泰国医疗卫生领域普遍面临着过度投资、分配不均、医疗技术使用机会不均等问题。学术界希望通过引进 HTA 来辅助合理决策，学术研究机构相继成立。然而，这些机构大多仅局限于对 HTA 一般概念的介绍及对学生进行基础知识的培训，缺少与国家政策的联动，导致在此阶段泰国 HTA 研究进展缓慢，对决策的影响也极其有限。

第二阶段始于 1993 年，泰国从国家层面对 HTA 机构建设进行了推进尝试。这是一个里程碑，意味着国家顶层设计对 HTA 的认可。泰国卫生系统研究所和瑞典卡罗林斯卡医学院协作成立了泰国技术评估与社会保障项目（Thailand's Technology Assessment and Social Security Project，TASSIT），设想使用 HTA 为公共卫生保障项目提供决策支持。但 TASSIT 并无重大产出，并于 20 世纪 90 年代末被废止。主要原因有：当时泰国医保制度建设刚起步；财政支持不够持续；TASSIT 并无全职的研究工作人员，学者之间处于松散合作的状态。

第三阶段始于 2007 年，在泰国健康促进基金会、卫生系统研究所（Health Systems Research Institute，HSRI）和泰国公共卫生部政策与战略发展局的大力支持下，泰国成立了卫生干预和技术评估中心。不同于以往建立 HTA 机构的尝试，相关部门保证为 HITAP 开展必要的活动提供全面且持续的支持，泰国 HTA 系统整体人力、技能、结构都得到了极大改善。自此，泰国 HTA 发展和 HTA 决策转化体系建设打开了新篇章。

（二）泰国主要 HTA 机构——HITAP

卫生干预和技术评估中心（HITAP）是泰国公共卫生部下设的一个半自治的非营利性研究机构，截至 2018 年约有全职工作人员 50 余人。其活动资金主要来源于政府财政拨款，2010 年成立了 HITAP 基金会，在财政上实行自我管理。HITAP 的主要职责为通过对包括药品、医疗器械、健康干预、个人和社区健康促进、疾病预防措施，以及涉及社会卫生福利政策的广泛的卫生技术和项目进行 HTA 评估，为国家相关政策制定（包括国家基本药物目录制定、全民健康保障的福利包范围制定等）提供决策支持。为了有效地利用和分配资源，满足其实现公共利益的目标，HITAP 强调系统、工作流程，并鼓励各利益相关方参与决策过程，以保证 HTA 成果的有效决策转化（如国家基本药物目录的确定和在全国范围的执行）。

除了服务于卫生决策，HITAP 也致力于 HTA 基础研究，如制定并更新泰国医疗保健服务标准成本列表、HTA 方法学指南、生命质量测量工具等。在完善本国 HTA 理论体系和决策转化系统的基础上，HITAP 成立了国际事务部，致力于国际交流合作，在跟踪前沿的同时与国际上其他 HTA 机构合作共同促进 HTA 的应用发展。

➡ 三、泰国 HTA 决策转化机制

（一）泰国 HTA 决策转化机制的主要参与方

在泰国 HTA 决策转化机制中，有两大机构扮演着重要角色：国家健康保障办公室确定选题并有最终决策权；HITAP 负责具体 HTA 工作。此外，卫生领域专家、民间团体、患者组织、学术机构以及政策制定者等利益相关方可深度参与，都可进行 HTA 提案申报，参与优先级别排序、提交证据等。然而，利益相关方在参与过程中表现出不同的能力和参与兴趣，HITAP 则持续不断地进行宣传教育，加强各方参与能力的培养。

（二）泰国 HTA 决策转化流程与管理

泰国 HTA 决策转化的过程可划分为三大环节（见图 8 - 1）。

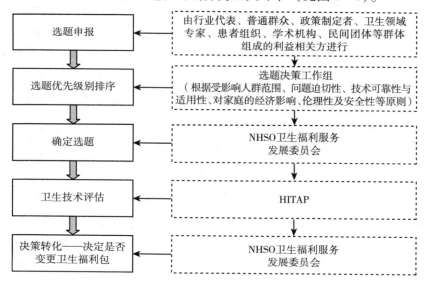

图 8 - 1　泰国 HTA 决策转化流程

1. HTA 选题申报、优先级排序及遴选

各利益相关方代表均可进行决策选题申报，并有可能作为成员加入选

题决策委员会。在充分考虑提取各方代表的意见之后，根据受影响人群范围、问题迫切性、技术可靠性与适用性、对家庭的经济影响、伦理性及安全性等原则，委员会对提案进行优先级别排序。最终由国家健康保障办公室确定需要优先决策的选题，并进入下一环节，即开展被确定选题的 HTA 评估。

2. 开展 HTA 评估

在确认优先选题之后，HITAP 会联合选题相关特定领域的权威临床专家以及其他利益相关方共同组成评估小组。小组内专家成员主要负责提供相关专业技术支持，而其他利益相关方则从各自相关角度提供信息、建议、意见和支持。HITAP 完成 HTA 评估后，将最后评估结果报告、信息、证据等提交至国家健康保障办公室。HITAP 本身并无直接进行政策制定的权力，它负责实际 HTA 评估以及 HTA 决策转化的重要步骤：将结果提交到真正的决策部门。

3. HTA 决策转化环节

HITAP 将评估报告提交至国家健康保障办公室后，国家健康保障办公室会着重考察成本效果分析和预算约束分析。HTA 决策转化的关键成果就是国家健康保障办公室充分考虑 HTA 和其他证据之后的最终决定，这一决定将直接影响到是否变更全民健康保障提供的福利项目（泰国公共卫生部对国家健康保障办公室的最终决策有审核和监督的权利）。

HTA 决策转化的成果还包括了 HTA 评估结果和证据，这些成果主要由 HITAP 进行推广传播。HITAP 通过与媒体、民间团体和非政府组织合作的形式，发行出版物；同时，通过学术交流、积极参与国际 HTA 组织交流等方式传播其 HTA 决策转化的理念与成果。

➡ 四、泰国 HTA 决策转化方法小结

回顾泰国 HTA 决策转化及 HITAP 发展历程，可从政策、国家、机构、

技术四个层面提取经验，作为中国 HTA 发展完善的参考。

（一）政策层面确定的 HTA 影响力

泰国高度重视 HTA 的实际决策转化，在国家政策层面确保了卫生决策必须基于 HTA 成果。泰国不仅成立了 HITAP 作为国家层面的 HTA 机构负责为国家卫生决策提供 HTA 证据，还从政策上高度重视对 HITAP 支持配套措施的确定和落实，以保证机构的正常运转和不断完善。

（二）国家大力支持下的 HTA 建设

泰国除了支持 HITAP 开展 HTA 项目辅助卫生决策的应用研究外，也大力资助 HTA 方法探索、本国评估方法指南、本国生命质量度量等理论研究以及极为关键的人才建设。这些是 HTA 应用必需的基础建设。特别是在人才建设方面，除了高等院校的传统教育方式，泰国主要以 HITAP 为基地相对快速地提升 HTA 人才储备和评估能力，包括以下三个彼此承接、相互配合的途径：首先，任命在 HITAP 工作、积累了一定实际研究经验的研究者为导师，指导年轻的、学历较低的研究者开展 HTA 实际评估或理论探究；其次，定期招募有兴趣且具有相关研究背景的青年人才，为他们提供在工作的同时接受培训的机会；最后，遴选有潜力的人员继续深造，如攻读 HTA 相关学科的博士学位。此外，HITAP 还不断加强对利益相关方，包括政策制定者、医务工作人员、患者、医疗行业工作人员及普通民众等的知识普及和培训。

（三）专业第三方机构的参与

HITAP 的主要活动就是进行包括药物、医疗设备、程序、健康促进和预防干预措施及公共卫生政策在内的大范围的卫生干预评价工作。HITAP 的成立，短期来说快速解决了当时泰国面临的医疗保健预算费用严重不足、公共卫生公众参与欠缺的问题；从长期来说，通过促进科学决策极大地缓和了卫生需求急剧扩张与有限预算之间的矛盾带来的供给侧问题。
HITAP已经成长为泰国 HTA 决策转化的关键机构，为泰国卫生服务体系的
发展做出了卓越贡献，已然成为亚洲 HTA 研究网络中的佼佼者。值得一提
的是，HITAP 的独立第三方评估机构的性质，使泰国 HTA 的科学性、公众
可信度得到大幅提高和认可。

（四）卫生技术评估的科学性

泰国 HTA 决策转化体系已被世界卫生组织作为卫生技术评估决策转化
的典型案例，其 HTA 技术方面的创新已成功激起了东南亚地区一些国家的
极大关注和引进意向。泰国卫生技术评估的科学性体现在：通过严谨的成
本效益分析决定全民医疗保障的福利项目设计；通过可替代的两种临床方
案 head-to-head 形式的评估，决定哪种技术纳入福利项目；多角度评估各
类健康风险的多方面影响。

参考文献

［1］蔡江南．医疗卫生体制改革的国际经验［M］．上海：上海科学
技术出版社，2016．

［2］陈昱方，马雷，林婕．中国和泰国卫生体制现状比较分析［J］．
中国社会医学杂志，2012，30（2）：6－8．

［3］吕兰婷，张雨轩．英国公共卫生项目评估体系的经验及启示
［J］．中国卫生经济，2015，34（12）：116－119．

［4］叶露，张朝阳，刘利群，等．泰国卫生服务制度的启示与思考
［J］．中国卫生资源，2003，6（6）：282－284．

［5］Health Intervention and Technology Assessment Program. Background
［EB/OL］［2016-07-18］. http：//www. hitap. net/en/organization/background.

［6］Tantivess S.. Economic Evaluation for Priority Setting in Thailand
［C］. Nairobi：3rd Scientific Conference of AfHEA，2014.

［7］Teerawattananon Y.，Tantivcss S.，Yothasamut J.，et al.. Historical
Development of Health Technology Assessment in Thailand［J］. International

Journal of Technology Assessment in Health Care, 2009, Supplement 1: 241 – 252.

[8] World Health Organization. Health Expenditure Rations by Country 1995 – 2014, Thailand [EB/OL] [2016-07-18]. http: //apps. who. int/gho/ data/view. main. HEALTHEXPRATIOTHA? lang = en.

第九章

韩国 HTA 及 HTA 决策转化

　　韩国作为二十国集团（G20）成员方之一和"亚洲四小龙"之一，是世界上经济发展速度最快的国家之一。与其他经济合作与发展组织（OECD）国家相比，韩国医疗卫生支出占 GDP 的比重偏低。据经济合作与发展组织及国际货币基金组织（IMF）数据，2014 年韩国卫生支出占 GDP 比重为 7.4%，低于经济合作与发展组织国家 9% 的平均水平。截至 2017 年，韩国总人口约为 5147 万人，全民医保覆盖率高达 97%。韩国在卫生服务提供、医疗保险、卫生技术评估等方面都建立了相对完善的机构体系。其中，国家循证医疗合作局（National Evidence-based Healthcare Collaborating Agency，NECA）是韩国 HTA 决策的主要机构，致力于为卫生领域的科学决策提供支持以促进国家医疗资源的高效利用，实现全民健康。本章对韩国的卫生体系及 HTA 的发展与应用进行了梳理，以期为中国 HTA 决策转化的发展完善提出政策建议。

一、韩国卫生体系简介

（一）卫生服务提供

1. 医疗系统

韩国的医疗系统包括综合医院、医院、诊所及产院等，其中，综合医院指拥有 80 张及以上床位并能够进行多种专科治疗的医疗机构，而医院指拥有 20 张及以上床位的医疗机构。韩国是以私立医院为主的国家，整个国家约有 85% 的医院是私立的，仅一部分综合医院属公立性质，由中央和地方政府举办。另有 5% 的医院属社会办医性质，隶属于社会团体。韩国政府对医疗机构的管理主要是制定区域规划、规定各类型医院资源配置的最低标准、审批医院建设方案、认定从业人员资格等。同时，政府还通过医疗保险实现对医院内部的间接管理，如医疗收费标准管理、审核医院的经济行为、制约不合理收费和监督医院服务的合理性等。

2. 预防保健系统

韩国的预防保健系统分为三级，即卫生中心、准卫生中心和初级卫生保健站，分别设在市级、乡级、社区三个不同的行政级别区。预防保健机构的主要功能是为该机构辖区内的居民提供包括计划生育、健康教育、慢性病防治等在内的预防保健工作。预防保健由国家负责，因此卫生中心、准卫生中心和初级卫生保健站的费用均由政府拨款。卫生中心和准卫生中心作为对医疗服务的补充，为韩国民众在就医时提供了更多选择，在一定程度上减轻了其看病就医的负担。

（二）医疗保险体系

韩国医疗保险制度的建立经历了从无到有、从起步到完善、从低覆盖到广覆盖的漫长过程。20 世纪 60～90 年代，韩国的经济得到了飞速发展，伴随而来的是人口的老龄化与不断降低的出生率，医疗保障在韩国社会中的地位逐渐彰显。1963 年，第一部《医疗保险法案》在韩国通过，韩国政府首次提出建立医疗保障体系。1977 年开始，韩国在全国范围实施强制型医疗保险制度，经过 12 年的发展，于 1989 年推出了国民健康保险系统（National Health Insurance System，NHIS），使医疗保险覆盖面扩大到全体居民，实现了全民保险。2000 年，为统一保险政策，韩国开始实施《国家医疗保险法》，并将分散的保险公司整合成全国统一的国民医疗保险公司（National Health Insurance Corporation，NHIC）；另外两个机构受政府委托建立，即国家卫生与福利部（Ministry of Health and Welfare，MHW）、健康保险审查和评估局（Health Insurance Review and Assessment，HIRA），由此，韩国的医疗保障体系基本成型。

韩国医疗保险体系的特征可总结为以下两点。

1. 多级分层次

韩国全体国民都在医疗保险覆盖范围内。按被保险人不同主要分为两种：职工保险和居民保险。公司职员依据企业保险制度实行，按企业的大小和法人的不同实行不同的参保方案；职工以外的人群纳入居民保险，由居民个人和政府共同承担参保费用。韩国还将低收入人群、稀有性疾病和顽固性疾病患者、未成年人纳入医疗救助计划，由政府进行补贴。

2. 多元共治

国家卫生与福利部主管医疗保障体系，负责医保政策的制定和执行；国民医疗保险公司是韩国向全体国民提供医疗保险唯一的保险公司，负责具体运行医疗保险体系；医疗保险审核与评估机构则负责审核医疗机构提交的医疗费用、医疗质量，从事疗养机构品质评估、医疗服务合理性评估、药物经济学评价等相关活动。国家卫生与福利部是行政机构，履行行政职责；国民医疗保险公司及健康保险审查和评估局为非营利机构，分别履行管理、监督的职责。三者在医疗保险体系中各司其职，形成了一个良好的多元共治体系。

➡ 二、韩国 HTA 体系介绍

韩国于 20 世纪 90 年代初引入 HTA，属于亚洲较早开展 HTA 的国家。促使韩国 HTA 得到快速发展的原因主要有以下两个。一是 90 年代韩国医疗保健资源的低效利用与医疗服务需求的上升。政府及医疗机构力求通过提高医疗技术来提升资源利用效率，满足日益增长的医疗服务需求。二是韩国 2001~2002 年的财政危机。医药分家使政府和国民医疗保险公司迫切希望遏制医疗保健费用的过度支出，同时对新卫生技术的使用持谨慎态度，希望以此实现控制财政支出的目的。

韩国 HTA 体系能够取得如此快速的发展，离不开法律的保障和政府的大力支持。韩国在 20 世纪 90 年代才开始引入 HTA，虽然相较于亚洲其他国家起步较早，但此时卫生技术评估的研究发展比较缓慢，研究范围也比较狭窄，研究机构也仅限于高校。韩国汉城大学（现为首尔大学）首先开始研究 HTA，当时汉城大学医学院卫生政策与管理专业的研究者发起了当前医疗保健质量问题和方针政策研究的课题和对新技术成本效果的评价研究。这在政策制定研究领域引起了很大反响，激起了众多学者和研究机构对 HTA 的研究兴趣。随后，全球化使国际 HTA 的理念和方法不断传入韩国。90 年代中期，韩国政府给予 HTA 项目研究的一次大规模的资助推动了 HTA 的发展。

韩国 HTA 的快速发展主要是在 21 世纪初，此时 HTA 获得了良好的发展环境和法律保障。2000 年，《国民健康保险法案》修正通过，该法案的实施使 HTA 成为政府和专业组织之间连接沟通的桥梁。2000 年 7 月，健康保险审查和评估局成立，主要负责包括审查保险索赔、评估医疗服务质量等工作。健康保险审查和评估局的成立促进了卫生技术评估在韩国的发展，但成立初期的 HTA 研究无法脱离健康保险审查和评估局，只为国家医疗保险政策服务也不尽合理。2003～2007 年，应政府要求，健康保险审查和评估局设立筹备小组建立独立的 HTA 机构。

2006～2018 年是韩国 HTA 逐步发展成熟的阶段。2006 年韩国对卫生服务法进行了修订，对 HTA 进行了明确规定：HTA 委员会需包含 20 名成员，其中 9 名成员必须来自医疗领域，此外还包括 2 名牙医、2 名韩国传统医学医务人员，另有 2 名人员来自消费者组织；此外，还有 1 名律师、3 名卫生政策管理人员和 1 名政府官员。2007 年 6 月，政府设立卫生技术评估中心来代表政府行使 HTA 的职能，该中心下设在健康保险审查和评估局，虽然接受健康保险审查和评估局的行政管理，但是其功能是独立的，并接受政府监督，HTA 委员会的活动在该中心内进行。2008 年，国家循证医疗合作局正式成立，作为卫生福利部的独立合作机构，由政府成立，资金全部来自政府预算。国家循证医疗合作局的成立标志着韩国国家层面的卫生技术评估机构正式建立。2010 年卫生福利部将有关卫生技术评估的组织和人员从健康保险审查和评估局转移到国家循证医疗合作局，并在国家循证医疗合作局下设卫生技术评估中心。这一阶段，韩国的卫生技术评估得到了广泛关注，其技术和组织也不断走向成熟。

到 2018 年，国家循证医疗合作局的发展已经比较完善。机构由大约 100 名背景各异的员工组成（包括医学、护理、药学、公共卫生、贝叶斯统计、经济学、医学工程、信息科学等），其中研究人员占 70%（其中 35% 是博士，其余 65% 是硕士），包括委员会工作人员在内的行政人员占 30%。从 2014 年开始，国家循证医疗合作局开始进行地平线扫描，以早期发现新兴技术的发展和趋势。通过国家循证医疗合作局卫生技术评估中心评估的新程序及诊断交给健康保险审查和评估局委员会进行覆盖审查，国家循证医疗合作局研究取得的一些成果已经被纳入临床指南。

三、韩国 HTA 决策转化机制

（一）韩国 HTA 决策转化流程

1. 卫生技术评估申请

在韩国，任何机构和个人（医疗机构、医药企业、个人）都可以向国家循证医疗合作局或卫生福利部提交卫生技术评估申请表和相关证明材料，以促进一项卫生技术评估。

2. 卫生技术评估中心受理

卫生技术评估中心会对申请者提供的材料进行专业化的评价，包括新卫生技术的一般特性、疾病特征和疾病负担、现有类似的卫生技术及它们的缺陷、新卫生技术对临床可能的影响和潜在后果、目前新卫生技术研究的质量和数量、国内外相关的卫生技术评估经验和评估的可行性等，受理结果会在提交申请之日起 90 天内告知申请人。

3. 拟订评估方案及评估

评估中心还会依据具体情况举行 3～4 次会议,会议主要是对评估中的问题进行讨论,拟订评估方案。首轮评估结束后,卫生技术评估委员会对评估结果进行二次评估和审核,得出最终的评估结果并提交给卫生福利部。

4. 评估结果公布

卫生福利部收到评估结果 60 天内将评估结果向公众公布,包括被评估技术的一般特性、安全性、有效性、适应症、适用人群等信息,以作为该技术是否可行的依据。

韩国 HTA 决策转化过程如图 9-1 所示。

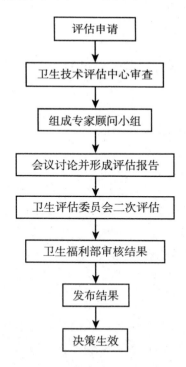

图 9-1 韩国 HTA 决策转化过程

（二）韩国 HTA 在实践中的应用

健康保险审查和评估局的愿景是建立一个质量评估机构作为提供商的管理组织，主要负责审查和评估提供商的国民健康保险索赔，为索赔资格设定微观级别的报销标准，维护电子索赔管理系统。在国家循证医疗合作局未成立之前，健康保险审查和评估局在 2008 年初开始审查新的药物应用。目前，健康保险审查和评估局仍然掌握着卫生部授予的新药审查职能，通过健康保险审查和评估局核对表进行审查申请。理想情况下，国家循证医疗合作局或其他 HTA 的研究证据可以作为报销标准，但现实是健康保险审查和评估局基于预算控制设置了自己的报销标准，且其可以拒绝任何看似过度使用医疗资源的索赔。

成立于 2008 年的国家循证医疗合作局直到 2010 年 6 月才获得健康保险审查和评估局转移的新程序和诊断的审查职能。目前，国家循证医疗合作局在医疗器械、疫苗和疫苗生物制品、医疗服务、公共卫生干预、电子健康、创新的保健技术、其他卫生政策等方面发挥重要作用。在涉及单独的手术费用的医疗器械评估中，国家循证医疗合作局会将它们作为手术或诊断的一部分进行审查；国家循证医疗合作局是唯一一个能够评估疫苗及疫苗生物制品的机构，并为国家项目做了一些疫苗 HTA 或筛选测试；国家循证医疗合作局应国民医疗保险公司的要求对患者健康教育政策进行评估；国家循证医疗合作局同时还评估了政府赞助的移动健康和远程医疗项目以及创新保健技术中的细胞治疗和基因治疗项目。国家循证医疗合作局通过提供科学证据，在有效利用国家医疗资源、保护和增进国民健康中发挥着重要作用。国家循证医疗合作局不像健康保险审查和评估局或国民医疗保险公司那样是决策机构，其合成和生成的证据大多是咨询性的，但国家循证医疗合作局卫生技术评估中心功能是新程序和诊断进入健康保险审查和评估局委员会覆盖范围审查的行政授权。

通过厘清韩国健康保险审查和评估局与国家循证医疗合作局及国家卫生与福利部之间的关系，来更好地理解韩国 HTA 机构决策转化的机制与过程（见图9-2）。

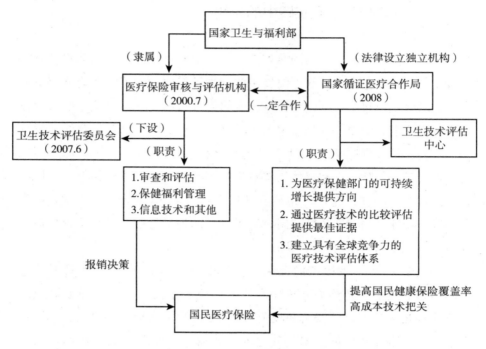

图9-2 韩国HTA决策转化体系

韩国HTA在实践中的应用之路也并非看起来那样简单，也还存在一定问题。首先，缺乏在HTA方面有经验或专门知识的专家是最令人关切的问题。其次，虽然相关法律规定，健康保险审查和评估局与国家循证医疗合作局之间存在着一定程度的合作，但是，如何使国家循证医疗合作局提供的HTA证据更好地用于健康保险审查和评估局的决策还需进一步努力；鉴于健康保险审查和评估局在索赔中具有强大的独立裁量权，如何在韩国扩展HTA和循证决策系统是关键问题。此外，预算影响等数据、HTA会议内容是否应该向包含公众在内的利益相关方公布也引起争论，多数人认为向利益相关方开放会议将大大提高透明度，减少利益冲突。韩国老龄化问题严重，卫生领域问题众多，如何利用有限的资源满足日益增长的医疗卫生服务需求，卫生技术评估责任重大。

➡ 四、韩国 HTA 决策转化方法小结

韩国在卫生技术评估方面取得的成就值得肯定，同时也为中国提供了宝贵经验。回顾韩国 HTA 发展的历史，可以得出以下经验和启示。

（一）提高对 HTA 的意义认知并推动相关制度建设

韩国 HTA 之所以在 2000 年后得到了快速发展，主要得益于专家学者和政府机构认识到了 HTA 的重要性。学者们通过学术研究、国际交流慢慢对 HTA 的优势有了一定认知。同时，在医保费用支出和医疗技术利用低效率的压力下，韩国卫生福利部等政府部门也认识到 HTA 的重要性，最终成立了健康保险审查和评估局、国家循证医疗合作局、卫生技术评估委员会等由专家学者组成的机构进行 HTA 工作。为维持这些组织的日常运行，韩国政府提供了资金支持，并且挑选了具有多元学科背景的专家以保障 HTA 的专业性和评估报告的高质量。

（二）建立国家层面的独立 HTA 机构及决策成果共享

韩国 2000 年成立了健康保险审查与评估局，负责审查医疗费用是否合理、医疗技术是否恰当，以提高整体的医疗服务质量。2000 年又成立了卫生技术评估专家委员会，挑选具有不同学科背景的 200 余名专家学者来进行具体的 HTA 决策。2008 年韩国成立了国家循证医疗合作局，作为卫生福利部的独立合作机构，其组织结构和专业性都得到了进一步提高。卫生技术评估结果形成并审查无误后，韩国卫生福利部会将结果及时向公众公布，以方便医疗机构和公众进行参考，有效的信息共享和结果传播使 HTA 决策转化更加顺畅，更有利于决策的顺利实施。

参考文献

[1] 陈洁. 卫生技术评估 [M]. 北京：人民卫生出版社，2008.

［2］景婉博. 韩国医药卫生体制改革及启示［J］. 财政科学, 2017 (8): 126 - 132.

［3］刘佳琦, 陈英耀. 新加坡、韩国和日本卫生技术评估发展概况及启示［J］. 中国卫生质量管理, 2011, 18 (1): 14 - 16.

［4］吴博生, 陈英耀, 耿劲松. 韩国卫生技术评估的发展应用以及对我国的启示［J］. 中国卫生质量管理, 2015, 22 (1): 68 - 71.

［5］Eun-Young Bae, Ji-Min Hong, Hye-Young Kwon, et al.. Eight-year Experience of Using HTA in Drug Reimbursement: South Korea［J］. Health Policy, 2016, 120 (6).

［6］Sang-Soo Lee, MBA1 and Eugene Salole, PhD, MPH2. Innovative Medical Technology, Health Technology Assessment, and Health Policy: The Case of Remote Patient Monitoring of Cardiac Implantable Electronic Devices in South Korea［J］. Telemedicine and e-Health, 2017.

第十章

HTA 决策转化国际经验借鉴

与英国、美国、波兰、泰国和韩国相比，中国的 HTA 起步较晚，主要应用于药品的医疗保险报销决策中，在医疗技术的准入、干预性项目的实施等具体项目中的应用并不广泛，中国还未完全形成国家级的 HTA 机构，同时也缺乏制度支持与机制约束。本章主要对国外典型国家 HTA 发展情况及其决策转化进行综合对比分析和经验总结，这些国家 HTA 机构体系的不断完善和实际应用可为中国 HTA 决策机制和体系的发展完善提供有益的借鉴。

一、国际 HTA 的发展及应用现状

HTA 已成为许多国家卫生部门用来应对新卫生医疗技术涌现、需求增加等带来的费用快速上涨和预算约束压力增大之间矛盾加剧引起的决策危机的主要手段。HTA 在国际上已被广泛应用于手术、设备、药品及健康促进等公共卫生项目的遴选和推广，在基本药物目录遴选、医保报销目录准入和大型医疗设备规划等方面发挥着越来越重要的作用。作为卫生政策和卫生管理决策系统的重要辅助工具和方法，HTA 对提高决策的科学性具有重要意义。

（一）国际 HTA 发展情况概述

HTA 在国际上的发展大致可分为以下三个阶段。

1. 初级阶段（20世纪70年代中期至80年代中期）

HTA最早起源于美国的公共部门。为满足决策制定者利用信息来对现代科技给社会、经济和法律带来的影响进行评价的需求，美国技术评估办公室诞生且成为20世纪后期众多公共决策的基础。1988年，加拿大创立了卫生技术评估委员会（Conseil d'évaluation des technologies de la santé，CETS），并于2000年更名为健康干预评估技术和方法署（Agence d'évaluation des technologies et des modes d'intervention en santé，AETMIS），负责评估各种卫生保健干预措施的安全性和有效性。这一时期，卫生技术评估从无到有，从开始到发展，成为政府进行循证决策的主要方法。

2. 发展阶段（20世纪80年代中期至90年代中期）

这一时期，卫生技术评估越来越受到重视，瑞典、法国、英国、西班牙和芬兰等纷纷建立起国家级的卫生技术评估机构，以参与宏观卫生决策。与此同时，在美国、加拿大等早已建立起卫生技术评估机构的国家开始了新的探索，力求建立与决策者之间的良好沟通以使HTA更好地应用于实践。

3. 繁荣阶段（20世纪90年代末至今）

受经济、社会等外力因素的影响，一些发展中国家在这一时期开始建立本国的卫生技术评估机构。以泰国的卫生干预和技术评估中心（HITAP）和韩国的国家循证医疗合作局（NECA）为代表，在HTA领域不断发展成熟，成为亚洲国家构建与应用HTA的典范。而此时，走在前列的发达国家已经开始运用HTA更直接、具体地影响医疗机构管理者及临床医生的决策。

经过近40年的发展，全球约有39个国家和地区开展了HTA，国际和地区的HTA合作网络也在不断扩展。国际卫生技术评估协会（HTAi）是一个全球领先的交流平台，包含所有与HTA的有效产出和HTA在决策中的应用有关的利益方，致力于推动世界HTA的发展、交流、认知和使用；国际卫生技术评估机构协作网（INAHTA）是首个将各国HTA机构联结在一起的网络资源共享平台，目前已有 50 个来自不同国家的成员，其使命是为成员机构利益的确定和贯彻落实提供平台，实现其自身的愿景——成为一个强大而独立的 HTA 机构的合作网络，机构所有成员都将证明各自对健康产出和健康系统可持续性的价值。此外，2010 年亚洲地区 HTA 机构的区域性合作网络 HTAsiaLink 成立，提供促进成员机构之间信息和资源共享的平台以加强 HTA 研究的合作；同时，HTAsiaLink 注重提高对 HTA 的利用和价值的认知，推动 HTA 证据嵌入决策过程。

（二）国际 HTA 应用现状

2015 年，世界卫生组织（WHO）对全球不同地区、不同经济发展水平国家的卫生技术评估现状进行了全面调查。

1. 国家级 HTA 机构基本情况

调查结果显示，约 2/3 的国家拥有国家级 HTA 组织或部门、单位或委员会，为卫生部门提供 HTA 报告。卫生相关部门和健康保险机构是 HTA 最主要的发起者，其中 17 个国家的 HTA 组织是完全独立自主的，19 个国家的 HTA 是以卫生部门下属单位或部门的形式建立的，而另有 3 个国家的 HTA 则是附属于科研院校或委员会的。在组织人员构成和参与上，绝大多数国家的 HTA 组织拥有 6 个及以上专业人士来支持活动，HTA 报告的准备和决策过程有公共卫生专业人员的高度参与，欧洲和高收入国家的 HTA 机构或委员会则拥有更多的专业人员来支持 HTA 活动。

2. HTA 机构的实践应用

在采用 HTA 的目的调查中，所有低收入国家和 85% 的中等收入国家表示其使用 HTA 主要是进行规划和预算控制，同时，中等收入国家还利用 HTA 进行临床实践指南和倡议的发布，而高收入国家则更倾向于使用 HTA 来确定报销决策或保险项目的筛选；在所有的国家中，低于 60% 的国家应用 HTA 进行医疗产品的定价。被调查国家表示 HTA 重点更多地放在安全性、临床有效性、经济和预算的考虑上，医疗保健提供者和患者的可接受性、公平问题、道德问题和可行性则没有被经常考虑。

约有 80% 的国家（欧洲和北美的高收入或中上收入国家）在卫生技术评估过程中有正式规范的流程，用来对特定的卫生技术或干预项目相关的信息和科学证据进行系统的评估以支持卫生政策或决策，但其中有 1/3 的国家并未将这一过程规范地称作"卫生技术评估"；虽然各国报告经常收集、综合相关信息和科学证据来支持 HTA，但只有不到 1/2 的国家将这一规范评估流程纳入国家法律法规并遵照执行。

➡ 二、典型国家 HTA 决策转化对比

我们选取了英国（国家医疗卫生体系的典型代表）、美国（商业医疗保险活跃的典型代表）、德国（社会医疗保险的鼻祖）、波兰（转型中国家代表）、泰国（亚洲相邻国家并且 HTA 应用发展迅速）、韩国（亚洲相邻国家并且 HTA 应用处于前列）六个典型国家进行对比分析。结合 2008 年国际卫生技术评估促进工作组提出的卫生技术评估十五项基本原则和国际卫生技术评估协会发布的 HTA 报告清单（2007 年）中的内容，我们对这六个典型国家在卫生技术评估项目的结构、评估方法、实施流程和决策应用四个维度进行了对比分析（见表 10 - 1）。以"支持"和"实施"作为判断标准。所谓"支持"是指 HTA 组织以书面指导或其他形式体现了该原则，而非一定实际遵循；"实施"则指 HTA 组织在实施过程中很好地采用了该原则。此外，表 10 - 1 的制定还借鉴了复旦大学研究课题组在《医疗保险循证决策支持的国际经验探析》一文中对英国（NICE）、美国（AHRQ）、德国（IQWiG）HTA 机构实践经验对比分析的成果。

十五项基本原则旨在为不同国家和地区以及具有不同目标和宗旨的一系列 HTA 组织提供一套普遍适用的指南。国际卫生技术评估促进工作组设立该原则之初的愿景在于改善临床和政策决策，增加获得有效临床和高效率护理的机会，提高护理效率并促进公众健康。工作组还推断，采用这些原则有助于提高 HTA 组织的质量和可信度，同时建立起对 HTA 项目更大

的信任和支持。

表 10 - 1　　　　　　　　　　国际典型国家卫生技术评估对比

项目		英国	美国		德国	波兰	泰国	韩国	
		NICE	AHRQ	ICER	IQWiG	AOTMiT	HITAP	HIRA	NECA
基本信息	成立时间	1999年	1999年	2006年	2003年	2005年	2007年	2000年	2008年
	组织性质	非政府公共机构	联邦政府机构	私立非营利	独立机构	独立机构	半自治的非营利性机构	公共部门	独立机构
卫生技术评估的十五项基本原则	**HTA 评估项目的结构**								
	1. 目标和范围定义明确且与其应用相适应	++	++	+	++	++	++	++	+
	2. 符合客观公正原则和透明原则	++	+	++	++	+			+
	3. 评估对象包含所有相关技术	++	++	+	++	+	++	+	+
	4. 清晰的优先级设置体系	++			+				
	HTA 评估方法								
	5. 适当的方法评估成本和效益	++	++	+	+	+	+	+	+
	6. 重视广泛的证据和产出	++	+	+	++	+	++		
	7. 从全社会的角度加以考虑						+	+	
	8. 准确描述评估的不确定性	++			+	+			
	9. 考虑并解决普遍性和可转移性问题							+	
	HTA 实施流程								
	10. 与所有关键利益相关方群体建立联系	++		+	++	+			+
	11. 寻找使用所有可及的数据	++	++	+	++	++	+		
	12. HTA 成果的实施监督	+				++	+		
	HTA 在决策中的应用								
	13. 时效性	+		+	++			+	
	14. 有效传达	++	+	++		+	+		
	15. 与决策制定关系明确透明	++	++		+	++	++		

注:"＋"代表各个国家对该卫生技术评估原则具有较高认可度,但在实际执行时还存在一定差异;"＋＋"代表在发布报告及基于报告进行决策时很好地体现了该原则。

从表10-1可以看出，在HTA机构的组织活动中，一些原则得到了广泛的支持，而另一些原则则没有。例如，目标和范围定义明确且与其使用相适应、符合客观公正原则和透明原则、评估对象包含所有相关技术、重视广泛的证据和产出、寻找使用所有可及的数据等原则得到了很好的支持和体现；清晰的优先级设置体系、从全社会的角度加以考虑、考虑并解决普遍性和可转移性问题等原则在各国HTA的实践中则未得到很好的支持。

不同国家因国情不同，在HTA决策转化中的侧重点和形式也有所差异，且没有一个组织支持并适用所有原则。不同的文化背景、历史条件、筹资情况等因素都对HTA的组成和作用产生重要影响。各国在进行HTA决策转化时都必须结合本国国情，以适应政策制度、社会环境等的变化与要求。欧洲国家的HTA组织倾向于更多地支持和实施关键原则；亚洲地区的韩国和泰国相比欧洲国家则有所欠缺；而美国的HTA组织则表现出与其他国家在支持与适用上的明显差异；占主力地位的私立HTA机构评估往往基于预算而非成本效益，受到不同利益相关方的影响，评估项目的范围存在一定模糊性，也并未很好地支持客观公正原则和透明原则。

三、国际经验小结

对于以上各国HTA具体决策转化情况，我们在这里借用知识转化的概念，认为卫生技术评估的决策转化可以分为三个阶段（见图10-1）。第一阶段为前期认知，主要强调两方面：一是各方在HTA决策转化过程中应具有的（重要性、必要性等）认知意识；二是认知并承认HTA重要性并为积极准备其应用而进行能力建设（组织、人力、机制等）。首先，各国对HTA决策转化过程应具备认知意识和采纳能力，包括卫生政策制定者、相关研究者及所有利益相关方首先需要清楚地认识到卫生技术评估决策转化的重要性和必要性，达成各方共识。其次，要使HTA更好地、真正有效果地服务于政策决策，必须要保证HTA决策作用过程的循证、规范、透明等，以及实际产出结果的有效、可接受、可操作，特别是公众信赖等，因此，建设HTA专业组织机构、设计良好的运行机制和培养健全的人才梯队这些能力建设也是 HTA 决策转化的前提准备。第二阶段为决策转化，此环节是整个决策转化过程的核心与关键，主要有两种表现形式：一种是通过书面嵌入的方式将 HTA 纳入决策过程，但往往出现书面报告与实际应用脱节的情况；另一种是将 HTA 结果作为必要的决策证据。将卫生技术评估纳入决策过程，真正实现决策转化，仅仅提倡鼓励和参考借鉴是远远不够的，卫生决策必须考虑卫生技术评估结果证据。第三阶段为成果实施，这一环节是整个决策转化成效的体现，包括基于 HTA 的决策真正投入实施、落实到具体的行动，以及实施后的具体效果和 HTA 成果的进一步推广、传播、应用两个方面。成果实施与决策转化关系密切，基本上决策转化环节所表现出来的转化行为趋势就已经决定了实施结果可能会有的整体绩效水平。

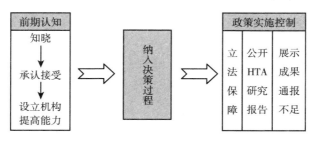

图 10 - 1 HTA 决策转化三阶段

（一）前期认知

审视六个典型国家的前期认知环节，我们发现，美国是最早形成 HTA 作用于决策的认知意识的，政府、市场和利益相关方的多重制约关系在机构建立上起着很大的助推作用。美国由于其政治和社会环境因素，公立 HTA 机构的发展跌宕起伏，而私立 HTA 机构在强大的市场影响力下则发展得如火如荼；英国和德国这两个欧洲国家，受本国医疗卫生发展的现实需求和美国等先发展 HTA 国家的双重影响，加上一些社会学术研究机构自下而上的探索式推进，最后形成了国家层面的较为完善的权威 HTA 机构，成为世界上其他国家探索实践的良好典范；波兰政府对卫生技术评估给予了广泛认可和大力支持，因而机构的成立与发展不受任

何阻碍且具有较高的权威；泰国和韩国作为亚洲国家的代表，二者对
HTA 的认知具有很大的相似性，均是由学术界率先引进 HTA 理念，开展
缓慢探索，然后国家层面才对 HTA 机构进行推进尝试，并最终确立 HTA
机构的重要地位。

前期认知是卫生技术评估决策转化的基础，是将其纳入决策过程的前
提，关于 HTA 重要性的认知带来的动力对其决策转化的推动作用不容小
觑，因此要充分重视 HTA 对整个社会医疗事业产生的重要影响。我国卫生
政策制定者在制定政策时已在不同程度上使用科学决策，但相关法律制度
建设还不完善，我国应认清现实的 HTA 决策转化需求，建立相关法律法规
和制度，保障循证决策的探索实践。以公开透明为原则，向公众发布政策
实施情况，营造科学合理的决策环境，增强民众对政府决策的信任，以实
现发展完善卫生决策流程，使 HTA 发挥最大效用，大力推动我国健康事业
发展的目标。

（二）决策转化

英国是决策转化做得最好的国家，由于政府对医疗技术的监督管理较
强，由政府设立第三方评价机构实施统一的评估和监督管理，决策管理机
制较为独立、客观、透明，因而对 HTA 及其结果的决策转化认同度很高。
自上而下的流程也从源头上避免了评估结果向决策者流动的种种困难。美
国因其 HTA 组织机构性质存在公私差异，所产出的 HTA 报告在决策制定
中的影响力也存在一定差别。每一个 HTA 相关机构都有着特定的角色，它
们相互之间或者与其他组织之间保持着各种关系。例如，一些大型商业保
险公司内部都设有专门的 HTA 部门为其决策服务，这些公司有时也会从其
他机构购买、使用 HTA 相关研究报告。与此不同的是，政府更倾向于采纳
公立性质 HTA 机构的评估结果报告。德国则是积极出台相应法案促进
HTA 更广范围的决策转化，用国家层面的法律、指令来规范、制约 HTA
相应的决策转化应用。此外，德国通过面向不同的决策需求实施不同层次
的决策转化，使 HTA 在决策应用中更具针对性和科学性。波兰的 HTA 决
策转化是一个多方参与的透明过程，国家卫生基金会的前期决策参与有利

于后期的政策落实，各利益相关方的参与则打破了评估结果只在研究领域传播的限制，更有利于推动结果在决策中的应用。泰国 HTA 机构独立第三方的性质提高了 HTA 结果的科学性与公信力，政府高度重视 HTA 的决策转化，卫生决策的制定必须采纳评估结果。在韩国，HTA 为卫生政策制定服务，在制定药物报销目录时，国家强制规定只有那些同时满足安全性、有效性和经济性的药物才能纳入报销目录。

中国应探索出符合中国国情的规范、透明的 HTA 决策转化路径。首先，构建科学规范的 HTA 选题机制。评估的不全面和重复性必然带来资源的浪费，因此，HTA 的选题应尽量完备且避免重复。其次，建立规范的 HTA 流程。HTA 在实践中的开展因项目和地区等的不同会存在或多或少的差异，但都应遵从基本的原则。这就需要制定公认的、具有较高权威的评估指南，用以指导 HTA 组织的评估流程和结果输出。最后，要建立信息公开制度，促进利益相关方和公众参与，建立政府和公众共同监管的制度，保证评估过程的透明和评估结果的质量。

（三）成果实施

与前期认知和决策转化环节一样，英国对决策结果的应用也是各国在实践中学习的典范，清晰明了和完善有力的政策决策环节使得决策结果被很有效率地投入实施，对投入实施的相关技术措施进行的后续监督更有力保障了其在更广范围的推广。美国在成果实施上也存在公私之分，公立 HTA 机构的评估结果具有较好的实施效果以及后期推广应用；私立 HTA 机构的评估结果则更多被当作有力的证据来辅助利益相关方（包括政府机构）的决策，目前它们正在尝试扩大自己的决策影响力以实现更好的决策实施效果。德国在成果传播方面进行了大量的实践并形成了相对成熟的经验，尤其注重对 HTA 成果的公示以供各方学习，这一做法不仅有利于决策转化过程，更有利于决策转化后的政策落地。波兰卫生技术评估与定价局的主要活动是产出 HTA 报告，收集、传播国内外 HTA 的结果、方法和意见，最终目的是为提出基于卫生保健的高质量证据提供指导，因而其评估结果得到了良好的实施。泰国 HTA 评估结果的应用推广非常成熟，这首先得益于泰国政府的高度重视，HTA 结果对卫生政策的制定具有强有力的影响。与泰国相比，韩国 HTA 结果实施则稍有不足，结果形成并审查无误后，韩国卫生与福利部会将结果及时向公众公布，以方便医疗机构和公众进行参考，但对于证据如何真正作用于决策还需继续努力探索。

英国等六个典型国家在 HTA 成果传播和共享上的经验，值得我们学习。中国尚没有形成 HTA 结果共享平台，因而不可避免地造成 HTA 研究的重复和资源的浪费，不利于 HTA 的有效利用和评估结果的落地实施，更不利于中国 HTA 体系的建立和整体水平的提升。要实现整体式、跨越式的发展，中国需要建立 HTA 网络共享平台，整合政府、HTA 机构、医院和相关企业、高校研究中心等多方资源，实现人力、信息、技术等的资源最大化利用。同时，应积极参与国际交流，加入国际卫生技术评估协会，加强与其他有丰富实践经验的国家 HTA 机构的知识共享与合作交流，加速发展中国 HTA 决策转化进程。

参考文献

［1］陈洁. 卫生技术评估［M］. 北京：人民卫生出版社，2008.

［2］耿劲松，石建伟. 医疗保险循证决策支持的国际经验探析［J］. 医学与哲学（A），2016，37（4）：70-72.

［3］嵇承栋，朱琳懿，万悦竹，等. 国际卫生技术评估机构协作网卫生技术评估报告清单解读［J］. 中国循证医学杂志，2016，16（3）：369-372.

［4］John C. O'Donnell，PhD，Sissi V. Pham，等. 卫生技术评估：全球经验综述［J］. 中国药物经济学，2010（1）：58-65.

［5］吕兰婷. 中国卫生技术评估决策转化体系构建策略——基于"三阶段"分析框架下的典型国家比较［J］. 中国卫生政策研究，2017，10（2）：63-68.

［6］吴博生，陈英耀，耿劲松. 韩国卫生技术评估的发展应用以及对我国的启示［J］. 中国卫生质量管理，2015，22（1）：68-71.

［7］Peter J. Neumann，Michael F. Drummond，Bengt Jonsson，et al. .

Are Key Principles for Improved Health Technology Assessment Supported and Used by Health Technology Assessment Organization [J]. International Journal of Technology Assessment in Health Care, 2010 (26): 71 – 78.

第十一章

中国 HTA 以及 HTA 决策转化的
现状及主要问题

　　从利益相关方角度着手研究 HTA 及其决策转化的现状及主要问题，对于整合卫生技术管理秩序，传播 HTA 管理理念，促使其更为科学合理地向决策转化具有重要意义。

　　卫生技术成长曲线涉及技术的开发、上市、传播、利用、成熟、消亡等不同阶段，伴随着技术发展，利益相关方涉及面较广，相互关系比较复杂。不同的利益相关方对于技术的观点、看法和诉求有共同点，也有不同之处。图 11－1 是陈英耀等（2013）根据各国发展的实际情况总结的卫生技术利益相关方的示意图。从图中可以看出，服务对象病人、政府行政部门、卫生

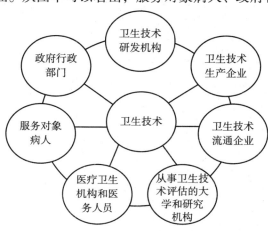

图 11－1　卫生技术各利益相关方示意

技术研发机构、卫生技术生产企业、卫生技术流通企业、从事卫生技术评估的大学和研究机构、医疗卫生机构和医务人员之间以卫生技术为核心，彼此线性联系，从而促使卫生技术从开发走向后期成熟、消亡等阶段。

　　国际上 HTA 的参与方包括患者、生产企业、医疗机构、卫生决策者、医保支付者等相关利益方，各方在议题设定、最终决策上通过谈判达到相对均衡。例如，韩国立法规定 HTA 委员会包含 20 名成员，涵盖了医生、消费者、律师、政府官员等。在欧洲和北美等地，研究人员和病人的参与是技术管理的新趋势，尤其是从事卫生技术评估的大学和科研机构，也包括在医疗机构从事医学科研的研究者，是卫生技术评估信息的主要来源，尤其在创造知识、传播知识等方面作用独特。在卫生技术的利益相关方中，中国政府行政部门承担卫生技术的上市审批、质量监控、配置利用、保险报销与支付等职能，并在卫生技术管理中充当重要角色，其他各利益相关方对技术的开发、生产、流通、使用和政策制定等方面的影响相对较弱。因此，本章将重点从决策者和研究者的角度来分析中国 HTA 及其决策转化的现状和主要问题。

一、决策者视角下的 HTA 及 HTA 决策转化

　　决策者是指参与相关行政法规、执行条例制定的人员。卫生技术决策者是指国家和地方层面能够将最新卫生技术成果应用于卫生政策的行政部门。在中国，这类决策者主要包括国家卫生健康委员会、国家食品药品监督管理总局、人力资源和社会保障部，以及各地方相应的卫生、食品药品监督、社会保障等部门。卫生技术评估的主要目的就是为这些决策者提供信息，从而提高卫生资源配置效率，促使其向决策转化。

（一）对 HTA 的了解程度

　　20 世纪 80 年代末，卫生技术评估的理念才开始在中国传播，即使是现在，中国有关卫生技术评估方面的文献、可供参考学习的报告仍然数量

有限，受限于对卫生技术评估的了解程度，对比国际其他国家经验，中国卫生技术评估在辅助决策者进行决策方面的作用还是十分有限的。

实际上，中国已经开展了一些卫生技术评估相关的科研活动，在应用卫生技术评估辅助决策者决策方面积累了一些局部经验。例如，人类辅助生殖技术、伽玛刀技术和产前诊断技术的评估都有力地促进了相关政策法规的制定，卫生技术评估为行政部门的决策提供了许多有价值的信息。这些卫生技术的利用也从侧面说明了决策者对于卫生技术评估的重要性逐步重视起来。但是，仍然存在的问题是，由于中国卫生技术评估体系尚不成熟，相当比例的卫生技术在应用和管理上缺乏卫生技术评估的支持，由此导致决策者缺乏必要的决策信息。从知识转化角度来看，虽然各决策部门在政策制定过程中或多或少已经利用了卫生技术评估的理念和手段，但仍主要以决策部门根据需要向研究部门索取所需的研究结果资料为主，主动要求了解卫生技术评估的情况较少。决策者对卫生技术评估缺乏了解，很大程度上也降低了卫生技术评估成果转化的效率，卫生技术评估潜在的巨大价值还没有体现出来。

（二）决策中应用 HTA 情况

复旦大学陈英耀等（2013）曾经对决策者应用 HTA 的情况做过一次抽样调查，调查从学术传播（在学术期刊发表研究结果）、形式传播（研究报告传播给相关的决策者）、认知传播（相关决策者阅读并理解研究结果）、参考借鉴（研究结果被决策者参考借鉴）、政策采纳（研究结果被决策者采纳，形成政策）和促成行动（相关政策的推广应用）六个角度来考察卫生技术评估在各个层面的利用程度。

研究结果显示，大多数决策者在各个层面的 HTA 决策转化程度上都选择了"一般"选项，但总体来看，各个层面的利用程度有所不同。有45.37%的决策者认为在自己参与的决策过程中，参考、借鉴卫生技术评估研究结果的情况较为多见；有40.54%的决策者较多地在决策过程中采纳卫生技术评估研究结果来形成政策；有35.45%的决策者认为自己在较多情况下能够阅读并充分理解卫生技术评估研究结果；有35.14%的决策者能够较多或在很大程度上关注杂志上发表的卫生技术评估文献。此外，决策者能够收到研究提交的卫生技术评估报告的频率则相对不高，分别有7.21% 和 32.43% 的决策者极少和较少收到相关报告。在促成行动方面，分别有 3.57% 和 18.75% 的决策者认为仅有极少和较少根据卫生技术评估研究结果制定的政策得到全国或区域范围的推广。HTA 在决策中的总体利用程度则相对一般，决策者甚至认为使用较少的比例要高于较多，转化水平有待提高。

（三）影响 HTA 决策转化的因素

1. 决策部门内部因素

由于对卫生技术评估的认识有限，且缺乏政策导向，决策部门内部开展卫生技术评估相关活动较少。受开展活动的资助数量和资助金额影响，决策部门内部几乎没有独立开展过卫生技术评估相关培训活动。但是，由于政府部门逐步加强了与相关研究机构的紧密联系，一些卫生技术评估研究机构主动向政府部门提交的评估报告还是会引起政府部门的关注，这就为卫生技术评估在决策中能够有所应用创造了条件。

2. 决策环境因素

决策环境也是影响卫生技术评估决策转化的重要因素，决策者可能会受决策环境中不可抗拒因素的影响，这时研究结果可能就不会受到预期的重视。但随着决策部门内部人员素质不断提升，他们对于科学决策也有更加严格的诉求，目前需要卫生技术评估结果支持的政策数量显著增加，这些决策因为有科学结论支持，获得通过的可能性会增大。在面对卫生技术评估相关的研究产出时，因为研究结果与现有的政策产生冲突而拒绝这一研究结果转化的情况相对较少。

3. 决策者个人因素

决策者本身作为实际操作者，其对卫生技术评估的总体认知、态度和行为对卫生技术评估的转化也有着举足轻重的作用。如果决策者本身就对卫生技术评估指导决策的作用给予了一定的重视与信任，他们在决策中就会更加倾向于此类技术评估的应用。如果他们对卫生技术评估有更加深刻的认识，能够着重了解研究本身的科学性、时效性、实用性和研究结果的确切性，评估结果的应用程度会加大。这可能与政策制定本身的特点有关，通常政策需要更快更有效地解决民众当前遇到的问题，因而对时效性的要求可能更为看重，而对实用性的注重则是出于使具体决策易于理解的考虑。

二、研究者视角下的 HTA 及 HTA 决策转化

中国卫生技术评估研究者主要分布在大学以及一些专门研究机构中，主要是在卫生（医学）技术评估、卫生经济、药物经济、卫生政策、卫生发展、社会医学、循证医学、药事管理、药物政策、医疗保险或医疗保障等部门。通过对中国卫生技术评估研究者进行调查，可以分析中国卫生技术评估发展缓慢的原因和所造成的影响，从而为卫生技术评估在卫生决策中的应用提供建议。

（一）对 HTA 的了解程度

1. 选题的倾向性

研究者的选题倾向主要受个人兴趣、决策需要、热点问题和公众卫生保健需要这四类因素的影响，其中，个人兴趣是最主要的影响因素。研究结果显示，目前我国卫生技术评估研究者是有一定的内驱性的，在对卫生技术评估有所了解之后，他们对卫生技术评估研究具有一定的自主性和热情，对于卫生技术评估向决策转化的可能性也有一定的考量。

2. 研究的特点

多数研究者在做研究时会考虑与决策需要的相关程度，所做研究的科学性好、时效性优、实用性强也在研究者的重点考虑之中。但很多研究者表示，目前相关研究过程中最大的问题仍然是经费不足、时间不足、有关

部门配合度不高。

3. 研究过程中的交流情况

研究者与决策者的沟通交流，包括对于研究目标设定、研究方法、具体实施、研究结果和报告撰写方面多数都比较充分。但是，研究者还缺乏与决策者之间关于研究成果传播的交流，仅有少数研究者明确表示这方面的交流比较充分或非常充分，这在一定程度上影响了相关研究转化为决策的可能。

4. 研究的产出方式偏好

研究的产出方式很多，包括完整的调研报告、报告摘要、公文初稿、在国内外期刊发表文章、在国内外会议上展示、在大众媒体上展示等。国内相关研究者使用较多的产出方式首先是在国内期刊上发表文章；其次是完整的报告、摘要和在国内会议上展示；此外，公文初稿、在国外期刊发表文章、在国际会议上展示、网站这四种产出形式也有所使用，但报纸、非科学类杂志和电视广播这些传播形式则运用较少。

结果证明，尽管研究者充分认可研究成果向政策转化的必要性，并且在进行选题时已经对决策转化有所考量，但多数卫生技术评估研究仍停滞在学术阶段，多数研究者的研究产出仍仅限于提交报告并在学术期刊上发表文章，缺乏决策转化的实际行动。此外，部分研究者未能获得充足的研究经费和时间，研究机构对卫生技术评估研究所给予的支持仍显不足，这些也是影响卫生技术评估结果向决策转化的重要原因。

（二）开展 HTA 研究项目的情况

多数研究者认为，过去几年中政策制定需要他们开展卫生技术评估作为依据的情况略有增加，并且预测在将来的政策制定过程中，需要事先开展卫生技术评估的可能性较高或很高。卫生技术评估的利用可设定为 6 个阶段，即学术传播、形式传播、认知传播、参考借鉴、政策采纳和促成行动阶段。调查结果显示，多数研究者对学术传播的认可度较高，但促成行动则较难达成。这与中国目前卫生技术评估发展的现状一致。

另外,对决策程序较为了解的研究者并不多,仅有部分研究者会在呈现研究结果时为方便决策者使用研究证据而调整研究结果的表达方式。多数研究者希望研究结果能够被决策者采纳,同时也普遍认可决策者的决策能力,但是研究者为此所做的努力仍显不足,这可能在一定程度上影响研究结果的转化。

三、企业、患者以及其他利益相关方视角下的 HTA 以及 HTA 决策转化

(一) 企业

中国卫生行业相关企业,尤其是制药企业的特点是规模小、仿制成风、缺乏创新。国家"重大新药创制"专项计划出台后,众多制药企业开始注重药品研发,国家也在这方面给予税收、土地、平台搭建的支持。新兴卫生技术研发在制药企业中也才开始起步,更遑论卫生技术评估。虽然很多跨国制药企业在我国的分公司业绩屡创新高,但其重点也主要放在研发和销售上。很多跨国制药企业在我国均设有 HTA 研究机构,但由于政府不强制要求或者说是没有主动引导 HTA 相关研究,HTA 在其整体运营流程中并没有实现决策转化的途径。这种情况与企业本身的性质相关,也受政策导向的影响。我国相关机构或者新兴药品、技术的使用者们,也并没有主动要求这些企业提交卫生技术评估报告。在这种政策大环境下,卫生行业的众多组成机构很容易忽视卫生技术评估。

(二) 患者

中国患者对于卫生技术评估更是知之甚少,对于卫生技术评估能够带给他们的益处也无从了解,所以他们根本不会有这方面的诉求。而患者就医多数是一种临时性行为,他们注重的是高效性、安全性、便利性,一旦

此次就医行为结束，患者不会回头再去关注这种技术是否可以拓展使用，以及是否有评估以排除其偶然性的可能。中国患者对于医院提供的治疗技术一般会无条件接受，很少会去质疑，也不会主动提出某种卫生技术的使用。相对而言，患者群体对于卫生技术评估决策转化的影响程度是最低的。

（三）其他利益相关方

其他诸如医疗卫生机构和医务人员也是卫生技术评估的利益相关方，他们的相关性主要体现在对相关技术的使用上。不容忽视的是，目前医院在应用医疗技术过程中面临着大量问题，主要分为以下三类：第一类问题是技术的不合理应用；第二类问题是该实施的技术没有实施；第三类问题是在医疗实践中对某些技术存在大量争论，以至于不知是否该应用。由于医院本身缺乏卫生技术评估机构，这就造成医院在管理中无法主动去了解某种技术以及其效果，同样，医院自身也无法决定是否淘汰某种技术。

四、案例：青岛城镇大病医疗救助项目与卫生技术评估

目前中国很多地区都对重特大疾病保障机制进行了积极探索和施行。山东省青岛市推出了全国首创的城镇大病医疗救助制度，自 2012 年 7 月 1 日起开始施行。该救助制度是针对重大疾病、罕见病参保患者所发生的大额医疗费用，在医保管理平台上，建立以政府投入为主导、引入多方资源、通过项目管理、实施多渠道补偿的救助机制。除了对医保统筹范围内自负费用的救助外，该制度把重点放在对医保统筹范围外自费费用的救助上，主要内容为特药救助、特材救助和（范围外）大额救助。其中，特药特材救助是针对患恶性肿瘤、罕见病的参保人，由财政部门划拨专项资金，将临床使用费用较高、疗效显著且难以用其他治疗方案替代的特定药品、医用材料，经专家论证推荐，纳入与相关药商谈判的范围，最后确定为特药和特材。符合条件的参保患者根据准入协议确定的内容，按最高费

用限额内个人自负费用的70%给予救助，在购买了特定数量或时间的特药后，还会有一定比例的赠药来减轻患者使用特药的经济负担。

这是中国首次针对高值药品和医用材料，基于谈判和协议而形成的风险共担方案。该特药特材救助项目的特点主要表现为在其实施的各个方面都可以看到卫生技术评估的影响，主要可以归纳为以下五个方面。

（一）特殊药品和救助对象的遴选与卫生技术评估

在初步选择药品时，主要考虑三个方面的药物：一是针对恶性肿瘤、白血病等无法治愈的疾病，但可有效延长生命或改善生命质量的药品；二是能够有效治疗多发性硬化症、肢端肥大症等罕见病的药品；三是针对某些特定疾病的特效药。在政策实践中，青岛市医保部门将重心放在创新药品上。最后纳入备选的药品主要来自三个渠道：一是由患者向医保局推荐并申请纳入救助范围；二是来自临床调研，通过向临床专家咨询来确定具有经济学价值的重特大疾病的高值药品，或通过国内外知名药企自荐，再纳入谈判范围；三是根据医保数据的统计结果，根据重特大疾病药品使用情况和具体疗效来确定。对救助对象进行遴选的目的是要让最适合的患者使用到特药，从而减少盲目用药导致的药品费用支出，这需要充足的循证医学证据的支持。申请救助资格的患者需要通过责任医师的评估后再开处方，才能获得救助。

（二）竞价谈判与卫生技术评估

对于经专家论证后的药品和器材，由政府部门主导，同药品生产供应企业进行全方位、综合性的谈判，形成复合打包式的降费模式（包括降价、赠药、管理支持、服务支持、培训支持等）。主要谈判内容包括：一是对药品生产的资质、质量和疗效等方面的考评；二是通过价格谈判，由特供药店提供低于市场零售价的协议价格；三是根据每种药品的适用症和流行病学调查资料，测算参保人群中可能使用该药的人数，并通过谈判来限定药品的年度使用数量，定量限额内人员由医保和药企通过共付来承担责任，超过预估范围的人员费用由药企来承担主要责任，低保人员则由药企承担全部责任；四是通过赠药和责任分担等形式实现"复合式降费"，在第一批纳入特药的 8 种药品中，有 5 种对符合用药条件的低保患者实行全程免费赠药，对于纳入救助的参保患者实行按一定比例赠药；五是药企还需要拿出部分资金，用于改进患者服务、用药随访、健康教育和治疗辅导等。

（三）多方共付，风险共担

在特药特材的竞价谈判过程中，医保和药企之间进行了责任分担，形成了一定的风险共担机制。此外，政府财政专项资金的投入、慈善机构和社会捐赠、药企赠药以及患者自负的共同作用，为整个大病救助制度的实施提供了保障。

（四）定点管理，责任追溯

定点管理是保障整个大病医疗救助制度得以顺利实施的重要保证。从特药单一来源的定点生产供应企业开始，到定点三级医院的疾病诊断，到定点责任医师的评估和特药处方，再到社保部门的定点窗口办理大病救助资格申请，最后到特药物流供给的定点药店取药、缴纳自负部分费用，整个过程实行专门统一的管理，有利于成本和风险的控制以及责任的追究。

（五）效果评估机制：检测制度效果，促进制度不断完善

一项制度的优劣、实施情况以及不足，需要第三方的客观评估。青岛市医疗相关部门聘请了复旦大学专家对 2012 年 7 月至 2013 年 6 月期间制度的运行情况进行评估。复旦大学系统收集了国际上风险共担方案的最新进展，依据国际药品风险共担方案原理，对青岛市城镇大病医疗救助特药项目进行基于内外部竞争环境和竞争条件下的态势分析（SWOT）与预期效果的理论分析，分析青岛市特药项目的特点，总结其筹资机制、运作机制与管理机制，归纳其对价格形成机制、流通模式（包括慈善机构参与）、

医疗治疗模式（个体化治疗）带来的影响，与国际上类似项目进行比较分析，提出预期的效果评价，并提出完善的建议等。所建立的评估机制有两种：一种是针对临床医学标准而言的，是准入管理体系的第一个环节，由责任医师负责完成；另一种是针对制度本身而言的，由合作双方及管理方定期对特药救助制度的执行情况进行针对性评估。

青岛市大病医疗救助制度所建立的评估机制由独立第三方（复旦大学）对政策制度实施情况进行评估，侧重于卫生经济学评价与公共服务评价，并延伸至对运行机制、高价专利药品定价机制及供应商的商业服务模式等的评价。管理方根据评估情况适当调整政策，以保证制度的有效、稳定、安全运行。

复旦大学将长期跟踪调研高价专利药品的系统化保障计划实施情况，分阶段向青岛医保提供政策效果评价意见与高价专利药品保障的卫生经济学评估，并对享受救助待遇的患者实施生命质量测定。

五、影响中国 HTA 决策转化的因素

国内外研究发现，决策者和研究者对卫生技术评估的认识、观点和偏好有很多差异，存在着需要弥合的差距，这种差异和差距也影响着卫生技术评估的政策转化。目前，中国卫生行政部门尚未完全脱离经验决策，这在一定程度上给 HTA 决策转化造成了阻碍。尽管中国卫生行政部门在科学决策方面正在不断进步，但事实证明，中国 HTA 结果能够真正转化为决策的很少，影响因素包括以下三个方面。

（一）政治层面

影响中国 HTA 决策转化的首要因素是决策者意识和决策机制来自上层建筑，也可以说是政治层面的因素。中国政府部门的决策者收集决策证据主要依靠专家论证或委托课题的方式，而在这些方式的运作流程中，中国卫生技术相关政策决策部门如何选择专家、如何评价专家团队提交的研究

证据、是否将专家意见作为决策制定的必要环节等，均可能是影响 HTA 决策转化的因素。从决策者对决策证据的需求分析中也可以发现，目前中国的卫生行政部门决策者对循证决策的概念已经相对形成，但在决策机制中对 HTA 证据的强制要求或制度安排有所欠缺。当前中国卫生技术领域存在许多有待解决的问题，无论是宏观还是微观都需要大量的有建设性的政策建议，而过去许多建立在大量卫生技术相关政策研究基础上的制度性文件的出台也得益于当时的政策时机，紧迫的社会卫生问题加上领导队伍的政治意志是将累计的研究证据推向政策转化的巨大动力。如今面对现实工作问题，时间、信息渠道等各方面的限制因素，以及决策者本身对专业杂志的关注度降低，使决策证据的可获得性相对降低，这也在一定程度上阻碍了 HTA 的决策转化。当然，由于教育背景、工作环境限制，决策者本身的解读和使用能力也会造成决策转化水平的非均衡性。

（二）问题层面

目前我国 HTA 决策转化尚处于起步阶段，相关的创新性课题或者研究项目是推动决策转化进步的重要动力，影响因素包括以下两个方面：研究者主观方面和客观环境方面。从研究者角度来看，由于 HTA 的理念在我国政策决策者中尚未完全普及，多数决策者对 HTA 的认识仍然不足，这就会造成研究者对于 HTA 决策转化的信心不足。研究者会认为，HTA 只是一个单纯的技术手段，还无法满足政策制定的需要，他们所要做的只是满足决策者的管理需要，因而对决策者缺乏信任。除此之外，研究者选题的重要性、紧迫性和可行性，其所处的研究机构类型，对政策制定的了解程度，与决策者沟通的畅通程度，研究结果的产出方式及在语言转换方面所做的努力，以及研究质量等都会对 HTA 决策转化造成影响。从客观环境来看，科学决策尚未得到广泛应用，HTA 仅在某些事件发生时才有用武之地。各卫生行政部门的 HTA 决策转化程度不一，且多数部门的决策方式固化，短期内难以改变。卫生领域内涉及多部门的决策较多，协调问题也可能影响 HTA 决策转化。从现实情况来看，HTA 多数课题是在事件发生等非常被动的情况下进行的，且多数成功转化的研究案例主要来自政府委托项目，即无法发挥 HTA 决策转化的前瞻性作用，不能对相关问题的发生产生预防功能。此外，多数研究机构对于研究者的考核着重于课题完成、论文发表和人才培养方面，研究者经常同时主持或参与多项课题，在课题完成之后，往往缺乏足够的时间、精力和经费去推动研究结果向决策转化。可见，多数研究者在做项目尤其是做非政府委托的课题时，缺乏决策转化的信心、动力和意愿。

（三）策略层面

沟通策略会影响决策转化。沟通不够可能使研究者无法充分了解决策者的想法，从而影响决策转化。但需要注意，过度沟通也可能会影响研究的科学性。例如，在沟通过程中，研究者与决策者关系过近，或者是仅仅以领导的意志为导向，可能导致研究者立场偏倚。作为政策研究者，如果不擅长拟政策文件和管理办法，则其原先的研究成果有可能在他人制定政策文件时发生扭曲，因此，研究者是否擅长拟政策文件和管理办法也可能影响成果转化。有研究表明，自上而下的传播方式有助于决策者形成主动的循证决策认知，可能更容易形成决策转化。此外，决策者与研究者的沟通不足也会影响决策转化。现实中仍有不少研究者并不了解政府的选题机制和决策程序，他们对于 HTA 理念的传播和决策转化仍持可有可无的观念，研究机构也缺乏对这类知识的培训和相应的激励措施。

➡ 六、中国 HTA 的现状及存在的问题

（一）中国 HTA 组织机构的发展及特点

1. 中国 HTA 组织机构的发展

中国 HTA 工作起步较晚，但随着全球 HTA 浪潮的推进，中国的 HTA 有了一定的发展。中国现有 30 多个大小不一的 HTA 机构或部门（于修成，2004），其中主要有 5 个 HTA 机构具有较大的影响力，这 5 个 HTA 机构中

有 4 个是依托在著名的医学院校之下的，还有 1 个则是国家卫生健康委员会主管的研究机构，总体上，它们构成了中国卫生技术评估协作网络的核心，主导着中国 HTA 机构之间的交流合作、信息共享。

1994 年创建的上海医科大学医学技术评估研究中心（2000 年更名为复旦大学医学技术评估研究中心），是中国第一家 HTA 机构。2005 年 1 月，卫生部卫生技术评估重点实验室（2018 年更名为国家卫生健康委员会卫生技术评估重点实验室）在复旦大学挂牌成立，依托复旦大学公共卫生学院，主要对临床医学技术、生物技术、重点疾病或公共卫生问题的防治干预项目等开展有效性、安全性、经济性和伦理学等多维度的评估研究，从而为我国的相关卫生政策制定提供参考意见。随后，致力于生物技术评估研究的浙江大学生物医学工程技术评估研究中心，以及专注于医学伦理学研究的北京大学医学部的医学伦理研究中心相继成立。1997 年在华西医科大学附属第一医院（现为四川大学华西医学中心）成立了中国首个循证医学卫生技术评估中心，并建立了中国第一个临床研究数据库，1999 年该中心与国际 Cochrane 协作网开展合作，为中国乃至国际上关于中国的卫生技术评估和循证医学系统评价构建了丰富的信息资源流。这些依托或者挂靠在医学院校之下的 HTA 机构，总体上拥有着相对齐整的学科和人才梯队、较为规范的研究方法以及广泛的国际合作，更加倾向于以临床决策为导向。此外，这些 HTA 机构在开展好相应的 HTA 项目的同时还进行了 HTA 专业人员和队伍的建设工作，举办了多种类型的 HTA 和循证医学理论与方法研讨会，还积极参与国际 HTA 相关组织的学习交流。

至于另一个出自政府部门的研究机构——国家卫生健康委员会卫生发展研究中心（China National Health Development Research Center, CNHDRC），始建于 1991 年，作为原卫生部的智囊机构进行政策研究并提出建议。受全球 HTA 日益发展的大趋势和中国已经发展起来的 HTA 组织影响，该卫生发展研究中心于 2008 年设立了专门的卫生政策与技术评估研究室，致力于卫生政策效果评价、卫生技术适宜性评估和公共卫生项目效果评估等，成为唯一一家主要从政府机构获得评估项目源并在卫生决策过程中扮演重要角色的卫生技术评估机构。此外，在中国不断扩大的 HTA 网络中，还有以各个地方政府为主导的或以政府与研究所联合等形式存在的或正在筹建发展中的 HTA 机构，这些新兴的 HTA 机构与已发展起来的 HTA 机构共同构成了中国 HTA 发展的未来蓝图。

2. 中国 HTA 组织机构的特点

中国 HTA 组织机构体系在整体上主要分为三大部分。一是以大学医学科研院校（医学院、公共卫生学院等）为成长背景的 HTA 机构，它们分别从卫生经济、生物技术、医学伦理和循证医学等的评价侧重点出发，最早奠定了中国 HTA 机构后续发展的基石；但与此同时，受其较强的学术科研背景的影响，也表现出所进行的 HTA 项目更偏重医药学专业性研究（安全性、有效性等），缺乏更广范围的经济学、社会学等评价；涉及的政策影响面较窄，存在与政策决策相疏远的问题。二是以中央或地方政府部门为主推力量打造出来的 HTA 机构，它们将 HTA 活动更多地与决策需求相结合，在最终的政策制定中扮演着重要的角色，但是也会面临人才储备、学科背景等挑战。三是政府部门与科研院校的合力作用产生的 HTA 机构，在一定程度上结合了两者的优劣势，目前在中国比较少。此外，目前 HTA 机构的主要研究方向有卫生技术评估（包括药物、仪器、设备、中医药、卫生政策和公共卫生项目等的评估）、循证医学（包括循证临床、卫生决策与管理、中医药等）、临床医学、公共卫生、医院管理等。

（二）HTA 管理实施过程（以 CNHDRC 为例）

国家卫生健康委员会卫生发展研究中心（CNHDRC）是中国的卫生技术咨询和智囊机构，其下设置的卫生技术评估研究室是中国 HTA 在政府层面的主要代表。卫生技术评估研究室从建立之初到现在主要致力于重大医药技术、高精尖的医疗设备以及手术和临床操作技术适宜性等评估研究，也通过组织开展一些全国性 HTA 培训班等来促进中国 HTA 评估能力的进一步提升。起初，卫生技术评估研究室注重卫生经济学方面的评估；但在 2009 年，卫生部委任其进行 H1N1 治疗防控方案的整体成本效果评估并提供精确、及时的评估结果来辅助流感防控决策的制定，这也促使它开始扩大评估范围，并借助政府这个平台的力量在全国范围内推开 HTA 及其决策转化的影响力。尤其是在卫生发展研究中心和英国 NICE 的国际友好合作下，卫生技术评估研究室也从中受益，学习到更多 NICE 在卫生技术评估方面的宝贵经验，从而促进了我国 HTA 系统的建设。

虽然卫生技术评估研究室是国家性质的机构，但目前仍处于不断发展中，相关的评估机制、方法、流程等还在不断的探索建设中，并且也缺乏足够的相关专业人员来共同支撑起研究室更稳定的发展。

（三）HTA 决策转化情况

卫生技术评估研究室自建立以来已经开展了多项 HTA 研究并将其结果应用于辅助卫生政策制定。最早的就是 2009 年进行了关于 H1N1 流感的治疗与防控方案的经济成本评估，为决策者制定后续防控措施提供了参考。之后，研究室又开展了不同层面的 HTA 项目。首先，在较小层面上，研究室对医院引进高新技术设备如达芬奇机器人手术系统的项目进行了系统的评估，发现医院在引进这些设备的过程中存在对设备过度使用、不公平利用和一些涉及伦理、经济的问题；决策者采纳了这一评估结果的意见，并有效避免了因为设备的不合理引进而造成的不必要的卫生经济负担的产生。其次，在较大层面上，卫生技术评估研究室开展了由联合国儿童基金会支持的中国卫生政策优选项目，针对我国当前卫生改革的重点问题，通过运用儿童营养与健康研究专项开发的一种工具，基于大量的相关证据信息选择 10 项卫生政策领域的重要问题和需要得到优先关注的领域，提供给相关的决策者和利益相关者进行后续研究。此外，卫生技术评估研究室还通过其他的一些涉及卫生经济学评估和分析的项目来支持决策者和利益相关者进行循证决策，并制定了相关指南，产生了较广范围的影响，如全国康复医疗系统服务体系试点评估项目、急性心肌梗死的国家标准化治疗项目、中国西部地区妇幼卫生优先研究领域确定项目等。

（四）中国 HTA 决策转化过程存在的问题及挑战

1. 前期认知

（1）基于 HTA 的决策认知尚未在决策层充分形成。伴随着 HTA 在中国 20 多年来的发展，虽然中国卫生决策者在循证科学决策方面有一定的认知改善，但是各个部门决策转化程度参差不齐，仍有多数部门受中国长期以来形成的经验决策主义影响，对 HTA 意义、作用的认知相对局限。在 HTA 结果的决策转化过程中，很大程度上还倾向于使用以前的经验方法，取决于决策人员的偏好、该项技术在医疗领域产生的影响等。在这种情况下，即使 HTA 具有高度的科学性、时效性、实用性，也很难保证一定能转化为决策。此外，目前中国 HTA 研究的问题更多的是针对单一技术或微观层面的问题，在社会或决策部门的影响受限，无法构成政策问题的优先考量，这也在一定程度上导致了决策层不那么重视 HTA 的持续应用和开发。据相关调查研究表明，多数课题是在事件发生后等非常被动的情况下进行的，且都是来自政府的委托，这种基于现实急切需求作用下的 HTA 很难形成长效的推进模式来充分引起决策者的 HTA 决策认知。

近年来，尤其在党的十八大以后，国家对循证决策提出了更高的要求，未来在药品基本目录遴选、医疗报销清单、大型医疗设备引入等项目中，HTA 结果将会被越来越多地纳入作为决策参考。这就要求决策者真正地认识到科学的循证决策在未来卫生改革发展中的重要性。但是，目前基于中国 HTA 整体发展的相对滞后性，决策者对 HTA 的内容、作用和研究机构等还处于不断了解的状态，要想真正将 HTA 结果运用到决策转化中还需要一定的过程。

（2）中国现有 HTA 专业力量亟待进一步加强。虽然中国相对有一定影响力的 HTA 组织机构已经有 30 多个了，并且还有一些在不断筹建中，但这些 HTA 组织机构的分布不集中，并且所开展的研究工作未能形成协调一致的总体（于修成，2004）。回顾这些 HTA 机构在 HTA 探索发展历程中的贡献成果，除个别机构在国内外有着一定的发展声誉外，大部分 HTA 机构尚未建立完善的专业人才队伍。在一项基于全国近 400 名 HTA 工作人员的专业背景调查中（唐檬等，2014），发现医学和管理学专业背景者居多，而经济学、教育学、传播学等背景的评估人才很少，这就使 HTA 工作的开展结果可能缺乏更加全面、科学的评估背景知识，尤其是在当今作为国际 HTA 核心评估内容的经济学评价方面；此外，也可能影响到 HTA 结果的后续推广传播，无法为决策者呈现更加易于接受、实践操作的形式。多元差异化专业人才梯队亟待进一步培养。

而与发达国家相比，中国 HTA 的经费投入和科研立项很少，无法为 HTA 的完备建设构筑厚实的经济基石。从 HTA 资助类型来看，主要分为政府资助、企业资助和自行承担三种，资助类型不同，一定程度上从事 HTA 工作的人员及其工作的积极性也会有不同，致使研究结果的科学性、质量等也呈现差别化，进而作用于不同的研究结果转化应用。

总之，要想拥有高质量、高信赖度的 HTA 产出报告，组织机制建设和人才队伍建设是必不可少的，尤其在中国 HTA 的实际转化应用成效不佳的情况下，可能导致本来就对 HTA 决策不热衷的决策者更加质疑 HTA 产出结果的客观、公正、科学性等，从而使 HTA 的前期认知环节一直不能很好地建立起来，之后的决策转化和实施效果也就无从谈起。

2. 决策转化

（1）HTA 与决策制定尚未形成有机的整体。基于复旦大学组织的一项针对现有决策者的调查发现（唐檬，2014），决策者做出的决策仅仅是参考借鉴了 HTA 的相关研究结果，很少将 HTA 结果作为切实的政策制定指标，即并未真正基于 HTA 结果来做出政策决策或方案设计，HTA 对卫生政策的影响非常有限。由此，中国 HTA 和政策制定尚未形成有机的整体。而究其原因，主要是 HTA 尚未完全制度化地融入决策程序，在中国制度层面并没有确立具体的职能、作用和工作机制，缺乏有效的约束力。此外，现在卫生技术评估项目的开展更多的是以项目委托的形式，研究者和决策者都基于现实需求完成特定的项目评估任务，缺乏独立、客观的制度安排。

而另有针对研究者的调查发现（唐艳，2013），虽然中国的研究者普遍认可 HTA 向决策转化的重要性，但实际上能最终转化为决策的 HTA 研究仍然是少数，大部分研究都停滞在学术阶段。进一步研究发现，一方面，研究者对决策转化的流程缺乏了解，也没有相关的决策转化培训和激励措施，在完成课题、论文发表后，受其他课题的压力，不再关注是否能真正转化为决策；另一方面，与决策者的有效沟通交流不足，无法知道决策者的真实决策需求，相关的产出报告语言等过于晦涩专业，无法被决策者很容易地转化为实际操作。

（2）HTA 决策转化的协同共享机制有待进一步建立。一项卫生技术的评估系统地包括了卫生技术的产生、发展、成熟、推广应用、淘汰等全生命周期过程的评估情况，在不同时段可能涉及不同的主体来组织开展相应的 HTA 工作，但在国家层面还没有统一的协调机制来明确 HTA 具体的任务分工，存在重复交叉评估的情况，未将所有关于这个项目的 HTA 都形成有效的联盟式共享，甚至构建相关的公共数据库（唐檬，2014；吕兰婷等，2015），以期对整个 HTA 的评估在机构之间互相形成决策参考，更好地做出最后的决策。各个 HTA 机构也应改变以往专注于学术研究的固有习惯，主动加强与政府相关部门的联系，充分发挥自身的评估特色，与其他机构一起高效、高质地响应评估决策的需求号召。

此外，在具体的组织机构层面，针对中国大大小小的 HTA 组织机构评估相互指证或者经验交流共享等，尤其是那些最早建立起来的发展相对好一些的组织机构，它们在一定程度上起着引领中国 HTA 系统建设的作用，应该多将有效经验共享传达，但相关的信息方法共享、培训教育协助机制并没有很好地建立起来，只是零星地有一些相关的培训，网站公开的项目信息很欠缺。

3. 实施结果

基于 HTA 政策实施的公开透明、追踪机制有待进一步建立和完善。针对中国已经开展的基于 HTA 的决策项目，除了国家或政府部门的 HTA 机构有些许相关信息披露以外，其他机构很少有关于评估项目情况的公示。而除了通过浏览各 HTA 机构的官方网站信息，很少有渠道能让公众了解到该 HTA 机构在从事的研究项目。这种网站交流宣传工作建设的不全面问题，进一步导致公众或相关利益需求者对基于 HTA 的政策实施情况的认识不足，不利于决策项目的进一步推广实施。

此外，针对已投入实施的 HTA 项目，并未建立起有效的追踪问责机制来进行技术的再评估，HTA 研究方和 HTA 生产方、行政管理部门等需求方的交流合作、沟通反馈工作机制匮乏，不利于更好地达到技术评估实际实施效果。

基于中国整体的 HTA 发展态势，有相关学者提议建立一个中国式的NICE 也许可以帮助改善我国现在的卫生系统整体运行绩效（赵琨，2015），并且可以尝试先在地方层面进行试点，在进行一定的效果评估后再慢慢推向全国。这对中国探索形成科学、透明、有一定约束力的决策转化机制无疑是有着很大促进作用的，并且与 NICE 的相关合作项目也逐渐在全国各地试点，但能否切实地将项目经验很好地应用到决策转化机制建设上还有待进一步实验。不可否认，中国 HTA 作用于决策转化的价值还可以深入挖掘。

参考文献

［1］陈洁. 卫生技术评估［M］. 北京：人民卫生出版社，2008.

［2］陈英耀，黄葭燕. 国际卫生技术评估新进展和热点问题［J］. 中国卫生质量管理，2011，18（1）：2-3，7.

［3］陈英耀，刘文彬，唐檬等. 我国卫生技术评估与决策转化研究概述［J］. 中国卫生政策研究，2013，6（7）：1-6.

［4］陈英耀. 开展新技术 依据是什么［N］. 健康报，2015-10-26（008）.

［5］耿劲松，董建成，倪衡建，蒋葵，陈亚兰. 南通市卫生资源发展状况与优化策略分析［J］. 中国卫生资源，2013，16（5）：320-321，345.

［6］贺小林，梁鸿，刘军帅. 青岛市高值药品救助政策的实践与创新［J］. 中国医疗保险，2014（8）：36-38.

［7］姜日进，于子淇. 青岛市城镇重特大疾病医疗保障的探索［J］. 中国医疗保险，2014（7）：40-42.

［8］康艳. 卫生技术评估发展现状及未来方向［J］. 医学信息学杂志，2013，34（2）：6-9.

［9］刘文彬，施李正，庞伟明，董恒进，陈英耀. 不同类型研究机构

卫生技术评估研究结果转化情况的比较研究 [J]. 南京医科大学学报（社会科学版），2015, 15 (6): 477 - 481.

[10] 吕兰婷，王虎峰. 我国药品支付价格形成及谈判定价中引入卫生技术评估的路径探讨 [J]. 中国药房，2015, 26 (15): 2020 - 2023.

[11] 邱慧娟，陈英耀，吴擢春. 英国和瑞典卫生技术评估的发展 [J]. 中国卫生质量管理，2011, 18 (1): 11 - 13.

[12] 隋宾艳，齐雪然. 英国 NICE 卫生技术评估研究决策转化机制及对我国的启示 [J]. 中国卫生政策研究，2015, 8 (7): 74 - 78.

[13] 唐檬，茅艺伟，刘文彬，陈英耀. 决策者视角的中国卫生技术评估决策转化情况分析 [J]. 中国医院管理，2014, 34 (4): 10 - 13.

[14] 唐檬. 中国卫生技术评估决策转化现状和影响因素分析——决策方视角 [D]. 复旦大学，2014.

[15] 唐智柳，陈英耀，周萍. 与临床试验平行的经济学评价设计面临的挑战 [J]. 中国卫生经济，2007 (4): 68 - 70.

[16] 夏蕾，董军，徐勇勇. 卫生技术评估与医院管理 [J]. 军医进修学院学报，2005 (1): 23 - 24.

[17] 徐文煜，薛迪. 美国、加拿大与澳大利亚的卫生技术评估 [J]. 中国卫生质量管理，2011, 18 (1): 8 - 10.

[18] 应向华，曹建文，陈洁，陈英耀. 卫生技术评估的基本步骤 [J]. 中国卫生资源，2005 (1): 37 - 39.

[19] 于修成. 中国卫生技术评估与循证准入管理探索 [J]. 中国循证医学杂志，2004 (1): 12 - 16.

[20] 赵琨. 英国新技术准入模式值得借鉴 [N]. 健康报，2015-10-26 (008).

[21] Beyer J. M.. Research Utilization: Bridging the Gap between Communities [J]. Journal of Management Inquiry, 1997, 6: 17 - 22.

[22] Kuchenbecker, Yolanczykl. A Institutionalizing Health Technology Assessment in Health Regional issues [M]. Brazil, 2012.

[23] Landry R., Lamari M., Amara N.. The Extent and Determinants of the Utilization of the University Research in Government Agencies [J]. Public

Administration Review，2003，63：192 - 204.

　　［24］Sang Wook Yi. Implementing Technology Assessment in South Korea：Nano and RFID technology ［A］. 中国自然辩证法学会. 第 6 届东亚科技与社会（STS）国际学术会议论文摘要集 ［C］. 中国自然辩证法学会：中国自然辩证法研究会，2005：7.

　　［25］Sorenson C.，Drummond M.，Kristensen F. B. et al.. How Can the Impact of Health Technology Assessments be Enhanced? ［R］. WHO，2008.

　　［26］World Health Organization. 2015 Global Survey on Health Technology Assessment by National Authorities ［R］. Gene- va：WHO Document Production Services，2015.

第十二章

中国 HTA 决策转化体系的构建

近年来，随着人口老龄化进程的加快以及疾病谱和医学模式的转变，为满足人们日益增长的多元化健康需求，中国在不断尝试引进和开发新的医疗卫生技术手段的同时，也面临着技术手段的安全有效、经济可接受等方面的全面考量。而与此同时，面对持续攀升的卫生费用和结构不合理的调控现状，如何做到科学有效地对卫生技术与服务的准入、管理、监测等全过程把好关，进一步研究发展和推进中国现实发展滞后的 HTA 决策转化有着很大的必要性。尤其是在通过 HTA 决策转化合理控制卫生技术准入、保证医保健康运行方面，具有重大的现实需求。党的十八大以来，中国对循证决策也提出更高的要求，未来在卫生技术准入、医保报销、药品谈判定价等诸多方面，HTA 结果将会被越来越多地纳入决策参考。

本书第四章至第九章对国际典型国家 HTA 及 HTA 决策转化进行了介绍与说明，HTA 已经有 40 多年的发展历程并形成了相对成熟的方法指南以及政策转化模式。特别是在管理理念先进的国家，HTA 已经渗透到卫生政策制定乃至广泛的社会政策研究、出台、实施等全过程中，成为各国循证决策的重要组成部分。不管是有着最悠久的 HTA 发展史、以商业医保为主的美国，还是拥有 HTA 国际金标准、全球层面权威 HTA 机构的全民医保体系的代表国家英国，甚或是与中国有着相似的社会医疗保险体系、高度实现自我管理的 HTA 决策转化体系的德国，此外，还包含已经形成国家级 HTA 机构，具有规范化 HTA 管理流程和高效的决策转化路径的波兰，与中国同为亚洲国家，目前已形成相对成熟的 HTA 决策转化体系的泰国和韩国，它们都具有独具特色的促进 HTA 决策转化的实践经验。研究学习这些典型国家的相关经验，对探索发展阶段的中国 HTA 决策转化体系构建具有较强的理论和现实意义。本章基于知识转化理论首创提出 HTA 决策转化模式"三阶段"分析框架，并利用"三阶段"分析框架对美国、英国、德国、波兰、泰国、韩国等在内的典型国家 HTA 决策转化模式进行梳理总结，最终尝试提出构建中国 HTA 决策转化体系的政策建议及具体措施。

➡ 一、决策转化理论及 HTA 决策转化分析框架的提出

HTA 决策转化是广义的知识转化，是决策转化理论在卫生政策领域利用 HTA 这个特定工具的研究成果进行决策的应用。研究成果知识转化过程的一般特征包括：决策转化利用的三种类型——象征性使用、概念性使用、工具性使用（Estabrooks，1999）；转化过程一般包括六个不同阶段的传播方式——知识传播、形成认知、参考借鉴、采取行动、形成影响、推广应用（Landry et al.，2001）。HTA 决策转化前期研究较少，有学者根据中国决策转化的实际经验情况，提出将 HTA 决策转化具体分为以下六类：学术期刊发表研究成果（即学术转化）；将研究报告成果提交呈送给相关的决策者（即报告提交转化）；相关决策者阅读并理解研究报告（即认知转化）；研究结果被决策者参考借鉴（即参考借鉴转化）；研究结果被决策者采纳形成政策（即政策采纳转化）；相关政策的推广以促成行动应用（即推广应用转化）（陈英耀等，2013）。

总结已有的 HTA 决策转化相关研究，基本都将 HTA 决策转化按照评估结果的转化方式分类。而我们认为 HTA 决策转化的难点在于决策转化的过程而非其成果表现的形式，因此，本章首创提出将 HTA 决策转化定义为三个阶段的过程性转化：（1）前期认知准备阶段——认知以及能力建设；（2）决策转化核心阶段——HTA 嵌入卫生决策过程并且在实际决策时真正基于 HTA 成果；（3）成果实施阶段——最终决策的具体实施以及 HTA 成果的传播。三个阶段有着紧密的联系，下一阶段的推进往往取决于上一阶段的发展程度，并且成果实施的成效又将影响到认知环节，环环相扣表现出 HTA 决策转化的总体情况（见图 12 - 1）。

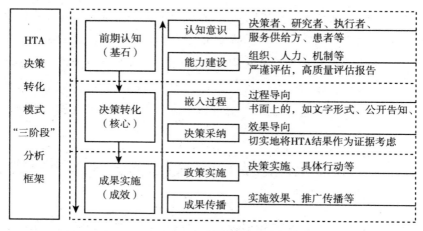

图 12 - 1 HTA 决策转化模式 "三阶段" 分析框架

（一） 前期认知阶段

前期认知主要强调两方面：一是各方对 HTA 作用于决策转化过程应具有的（重要性、必要性等）认知意识；二是认知并承认 HTA 重要性，积极准备其应用，进行能力建设（组织、人力、机制等）来开展严谨的 HTA 评估研究，为 HTA 向决策进行转化做好思想意识上的准备以及实际评估工作能力的准备，这是整个决策转化过程的基石。首先，所有的利益相关方，包括决策者、研究者、执行者、服务供给方、患者等，特别是决策者必须清楚地认识到基于 HTA 的循证决策的重要意义，即 HTA 决策转化的必要性；只有加大对其作用的宣传，形成较广范围特别是高层内部的共识，HTA 才有被推广运用到决策服务中的良性政治环境。其次，要使 HTA 更好地、真正有效果地服务于政策决策，必须要保证 HTA 决策作用过程的循证、规范、透明等，以及实际产出结果的有效、可接受、可操作，特别是公众信赖等，因此，建设 HTA 专业组织机构、设计良好的运行机制和培养健全的人才梯队这些能力建设也是 HTA 决策转化的前提准备。

（二） 决策转化阶段

决策转化环节是整个决策转化体系的核心和关键，主要有两种表现形式。一种表现形式是在书面上将 HTA 嵌入决策制定过程中，通常是以具有严肃约束力的公开告知的形式（如法律法案、政府官方公文等），从文字上确定决策制定环节中需要纳入 HTA 的方法理念或结果报告等。不可否认，书面规定和实际应用层面可能存在脱节情况，因此书面嵌入仅仅是第一步。另一种表现形式是在实际决策中真正将 HTA 成果作为必不可少的证据考虑在内，即基于 HTA 成果做出决策。在这两种形式中，前者更强调过程导向，而后者更侧重效果导向。就实际转化意义来看，后一种形式在一定程度上是比前一种形式更实际并且真正具有影响力的决策转化。

（三）成果实施阶段

成果实施突出表现在 HTA 转化为政策后产生成效的时期，包括基于 HTA 的决策真正投入实施、落实到具体的行动。例如，将某种新药纳入医保报销目录或者对某部分人群开展特定的前期筛查项目等；HTA 成果的进一步推广、传播、应用等，如发表学术文章、会议发言、媒体宣传、作为顾问委员会成员进行传播、培训等，让更多人了解 HTA 方法、HTA 决策转化过程、HTA 决策成效等。

前两个阶段的发展程度对成果实施的成效有着巨大影响，同时，HTA 决策转化成果实施的效果，也会不同程度地作用于初始的认知阶段和转化阶段的发展，从而形成一个决策转化的反馈式闭环。

此外，需要强调说明的是，HTA 理论和方法本身就包含有为决策服务、向政策进行转化以促成相应行动的含义（陈洁等，2013），本书借用知识转化理论，意图强化 HTA 影响、服务于实际决策的成分。

二、HTA 决策转化体系"三阶段"分析框架下的国际典型国家决策转化模式梳理

根据世界卫生组织在 2015 年发布的关于全球 125 个处于不同地区、

经济发展水平的国家的 HTA 研究以及决策转化体系的全面评估报告，超过半数的国家已经建立较为完善的 HTA 决策转化体系，即已将 HTA 及其结果引入对卫生技术的相应准入、管理、监测等卫生决策过程中。受世界各国差异化的政治、经济、文化、法律背景以及医疗卫生服务、保障、管理体系、政策制定程序、决策证据参考利用的差异的影响，各国 HTA 决策转化模式也各有特色。本章选取全球卫生体系中具有代表性的国家，利用"三阶段"分析框架对国际典型国家 HTA 决策转化模式进行分析梳理（见表 12 - 1）。

表 12 - 1 　 "三阶段"分析框架下国际典型国家 HTA 决策转化
模式对比分析

		美国	英国	德国
"三阶段"分析框架		碎片化，未形成全国协调性 HTA 构架；受市场需求影响，私立评估机构占主导力量	国家层面开展 HTA 决策转化；政策法规要求下的规范、透明、科学的 HTA 决策转化模式	政府宏观监督，各行业力量制约发展下的以三大 HTA 组织力量为核心的 HTA 决策转化
前期认知	认知意识	公立：自上而下；私立：自下而上	自上而下为主	利益相关方推动为主
	能力建设	较完善的人才储备和较稳健多元的资金保障供给（多元筹资）	强大的多学科背景的人才梯队；稳固的发展资金保障；专业人才培训平台	多元学术背景的人才队伍；社会医疗保险支持；专业人才队伍教育培训
决策转化	嵌入过程	公立评估机构的 HTA 决策流程相对透明	法律制度章程中明确规定将 HTA 结果作为医保纳入和相关定价的重要证据；有明确严格的转化流程	通过法案明确要求基于 HTA 结果做出指令发布等决策；制定了明确的转化流程
	决策采纳	各 HTA 组织机构评估结果在决策制定中的影响力差别较大；私立评估机构提供的 HTA 结果主要供微观层面决策者参考	国家指南的发布和推荐意见的产出基于评估报告；微观层面如药品定价时也参考以往指南	社会医疗保险最高决策制定时参考使用 HTA 结果
成果实施	政策实施	实施的及时性和有效性差异较大	法律层面保证了 NHS 对 NICE 发布的各种指南标准的实践	法律层面保证了对 G - BA 发布指令的实施，如医保基金报销、新药快速定价
	成果传播	HTA 成果传播相对范围较窄；国际影响力相对较弱	完善的监督反馈机制；官网评估方法指南等信息共享	三大机构之间的信息共享；各机构的官网评估成果、数据库等的公示；联邦公报的出版等

（一）前期认知阶段国际典型国家情况比较

1. 广泛建立了国家（或社会）层面 HTA 决策转化意义认知

梳理美国、英国、德国三个典型国家的 HTA 发展历程，美国是最早形成 HTA 作用于决策的意义认知的，并且在 HTA 发展前期主要源自政府官方机构（议员、国家科学基金会、研究委员会等）自上而下的推动作用（刘庆婧、吴晶，2010）；之后，受社会市场健康需求的广泛影响，商业保险公司等医疗服务支付方亟须循证决策工具辅助其决策，HTA 意义认知在更广层面深入人心，并且以评估成本经济性（被美国政府主导的或公立 HTA 机构视为敏感话题）为特色的社会或私立 HTA 机构开始逐渐占据主导影响力（林海，2012）。英国和德国这两个欧洲国家在 HTA 认知意识上一方面受本国医疗卫生发展的现实需求影响，另一方面更是受美国等先发展起来国家的鞭策。从最开始的多方学术研究机构的摸索探寻，到最终形成国家层面的有着越来越强影响力的 HTA 组织机构，其间既有着社会层面自下而上的自主创新，也有着政府层面自上而下的支持作用。总之，美国、英国、德国三个典型国家不论是在政府还是在社会市场舆论的作用下，均建立起了相关方广泛的 HTA 辅助决策的意义认知，为 HTA 应用以及顺畅的决策转化打下了良好的基础。

2. 拥有专业人才梯队建设以及稳健的资金供给保障

在 HTA 机构建设上，美国由于自身政治文化特色以及医疗体制特殊性的影响，整体来看虽经历了跌宕起伏的发展——从诞生世界上第一家公立 HTA 机构到如今演变为以 50 多家私立 HTA 机构为主导的格局，但是在整个发展进程中，不论是公立还是私立 HTA 机构，都在各阶层政府或社会多元组织力量的帮助下形成了稳健的资金供给保障和较为完善的专业人才储备教育、培训和工作网络。英国和德国也拥有完备的研究人才队伍，从一些学科背景强大的社会学术研究机构开始培育，到之后政府力量的介入，既为 HTA 机构和人才的发展增添了国家层面的统一指导，也提供了稳定的发展资金保障（例如，NICE 由英国卫生部每年预算支持；G - BA、IQWiG

也是由德国社会医疗保险每年度按照预算拨款支持）以及良好的 HTA 后续发展培养平台（如英国的国家健康研究院就设立有专项 HTA 基金等）（郑亚明、吴晶，2010）。

（二）决策转化阶段国际典型国家情况比较

1. 在决策制定程序中明确引入 HTA

美国 HTA 组织机构性质差异较大，所产出的 HTA 报告在决策制定中的影响力也存在一定差别。但是，一般公立 HTA 机构的开展大多是基于决策者或相关法规法案的特定程序性要求，即在决策制定程序中已经明确引入 HTA。而在英国，已经在法律层面明确规定将 HTA 的方法路径、结果产出等纳入政策决策过程中：英国国家卫生服务制度章程中规定，国家健康服务体系有法律义务将 NICE 的 HTA 报告作为医保纳入和相关定价的重要证据，资助并提供 NICE 制定指南中推荐的药物和治疗措施（隋宾艳、齐雪然，2015）。虽然，这种在法律强制规定之下的全国性、系统化的 HTA 及其决策转化也会引来公众在独立性、时效性、科学性等方面的些许质疑，但是总体上得益于极为透明、客观的 HTA 管理决策机制，英国可以称为 HTA 政策转化环节做得最好的国家。德国与英国类似，也在法律层面上明确了在决策制定程序中引入 HTA 的做法。

2. 卫生决策真正基于 HTA 结果

英国 NICE 开展严谨的 HTA 决策转化管理，在实际决策中基于 HTA 结果是基本要求。不仅在国家卫生决策层面要考虑 HTA 结果，在微观层面如药品生产商在定价时，为了药品上市后有更大市场，也会基于已发表的相关 NICE 指南来初步确定价格。英国 HTA 决策转化不仅发生在政策层面，一些基于社会市场需求的决策制定也会参考借鉴 HTA 成果。德国实际卫生决策中也切实利用 HTA 结果，联邦联合委员会与卫生保健质量与疗效研究院的合作大多以联邦联合委员会使用卫生保健质量与疗效研究院的评估结果来展开。而在美国，私立 HTA 机构占主导地位，这些机构基于市场评估的需求提供咨询式的服务，因此在评估项目的范围、内部具体的实施过程等存在一定的非公开性；商业医保机构、医院等需要在不同层次进行卫生决策的组织机构在决策中参考使用 HTA 结果已经非常普遍。

3. 在一定程度上实现 HTA 机构共享 HTA 资源以促进决策转化

在德国，除了相关规定下的基于 HTA 结果的决策形式外，在其形成的国家层面的三大 HTA 组织机构德国卫生技术评估局、联邦联合委员会、卫生保健质量与疗效研究院之间，也存在合作式的、兼具过程和效果为导向的决策转化情况，在卫生保健质量与疗效研究院的 HTA 结果影响联邦联合委员会的决策制定的过程中尤为如此。另外，在美国，也存在着私立 HTA 机构以一定方式（如合作项目委托、政府购买等）向公立官方的 HTA 机构提供报告（尤其是关于成本、经济性方面的）来辅助决策制定，形成了灵活的 HTA 资源共享。

（三）成果实施阶段国际典型国家情况比较

1. 决策结果能够有保证地得到及时、有效的实施

美国在决策成果实施阶段也同样要按照公私性质来划分：公立 HTA 机构一般有较透明的严格的决策转化过程，在实施效果方面也表现出相对较好的投入实施、实施效果表现以及后期推广应用；而在私立 HTA 机构，其 HTA 结果作为证据来辅助利益相关方（也包括政府机构）的决策，其决策过程相对不透明，结果是否能得到及时有效的实施则差异较大。随着 HTA 的不断发展，一些私立机构在国际上已经赢得了一定的评估公信力，这将有利于成果实施。英国在成果实施上也已经很完善，在法律约束性规定下 NICE 的决策结果（操作指南、推荐意见等）都会按照规定的时间安排投入实施。而德国持续创新 HTA 决策转化方式，尤其在其近年来特别关注的新药上市定价方面，基于《市场对医药产品的改革法案》评估结果的决策也被迅速投入实施（如药品定价、医保报销等）。

2. 决策成果在一定范围内得到了推广传播和实时监督

尤其在英国，在决策结果被投入实施后，后续还有相应的监督机制来对投入实施的相关技术措施进行及时的反馈评估，从而更有保障地促进其在更广范围的推广实施；此外，英国 NICE 致力于成果推广和传播，在扩大其影响力的同时，也促进了 HTA 系统方法的完善发展和应用。而在德国，为了实现评估、决策结果的最大化利用，不仅在联邦联合委员会、卫生保健质量与疗效研究院等的官方网站中公开分享 HTA 方法、成果，而且很早就形成了国家层面的 HTA 信息库（DIMDI）；此外，联邦公报也进行了更广范围的成果传播。美国相关成果传播范围相对较窄，究其原因可能与其主流机构性质有关。

三、中国卫生技术评估决策转化体系构建的启示性建议

（一）HTA 决策转化的认知建立

1. 加强 HTA 决策转化的意义认知，推动相关制度建设

中国 HTA 发展相对滞后，更别说 HTA 决策转化的现实发展进程，相关决策者甚至未完全形成 HTA 决策转化意义的认知，部分决策者习惯性地采用经验主义决策的做法来进行相关决策；现有研究者也专注于特定狭小领域的评估活动，无法形成决策影响。而有着最悠久 HTA 发展史的美国、最具 HTA 典型模范代表的英国，以及与中国有着相似医疗保障体制并在 HTA 决策转化发展上持续创新的德国，从它们的 HTA 及其运用于决策转化的服务发展史可知，决策者、研究者、其他利益相关方对 HTA 决策转化的意义认知是应用 HTA 决策转化的前提条件。中国也应认清现实的 HTA 决策转化发展需求，在进一步发展好现有 HTA 系统的情况下，尝试借助一定的决策影响力来寻求构建起促使 HTA 决策转化的相关制度机制、方法路径等，真正实现 HTA 的循证决策价值，为中国卫生医疗体系的健康、合理发展做出服务贡献；尝试将 HTA 这种科学的决策方法或机制纳入相关法律，并明确相关组织机构的权责，尽早建立起中国的 HTA 决策转化机制。

2. 完备 HTA 组织机构能力建设，奠定高质量决策转化基石

要真正实现中国 HTA 决策转化的最大化效用，必须要保证产出的 HTA 结果具有较高的质量、较强的时效、较好的操作性等，完备的 HTA 组织机构建设、人才基础是保证高质量产出的前提。中国现有性质各异的 HTA 组织机构发展参差不齐，在人才梯队建设、研究经费支援、决策需求匹配等各个方面，都存在着或多或少的问题，这些都影响着中国 HTA 及其决策转化的进一步发展。

借鉴国际典型国家的经验，各国 HTA 机构的长远发展都离不开对相关多学科背景的人才的需求，以及稳定的经费保障。国际 HTA 机构发展主要基于政府层面的鼎力支持（英国、德国、美国公立 HTA 机构），也有社会各界组织的支持（美国私立 HTA 机构），呈现出多元化的经费来源，以促使机构的稳定发展。中国也需要尝试加快培训，促进具有不同学科背景的人才加入 HTA 体系中，并尽可能提供丰富的后续培养锻炼机会来保证跟踪国际前沿。而在资费方面，考虑到中国的现有国情，应结合多种筹资渠道：国家层面，政府应尽快研究建立独立的 HTA 评估机构，并同时提供专项的资金支持，促进 HTA 决策转化；在社会层面，根据评估项目的具体来源和决策转化的服务对象，积极鼓励利益相关方开展 HTA 研究。

（二）HTA 决策转化的机制开拓

1. 建立国家层面的独立 HTA 管理机构，设计规范、透明、适宜的 HTA 决策转化路径，促进决策过程更加科学

审视美国、英国、德国等国际典型国家的 HTA 决策转化路径，发现成效显著的英国、德国两国都在国家层面拥有相关的法律、指令来规范、制约 HTA 相应的决策转化应用，整个过程也是利益相关方都可参与的公开透明形式，并且都使用了科学严谨的评估方法学体系。美国虽然受其政治文化背景影响，私立 HTA 机构较多，相比较于公立 HTA 机构失去了国家层面的影响力，但是不可否认，私立 HTA 机构的发展顺应了社会市场的现实

需求，在纳入公众的监督、参评和其他利益相关方的博弈制约下，相关的评估方法和结果也在一定范围内发布，更好地为决策提供循证依据。虽然各个国家的转化路径机制有差异，但整体看来都是在各国的特定背景下做出的决策转化机制选择。

中国也需要根据自身情况，借鉴这些国家的相关经验，探索打造出适宜的具有中国特色的决策转化路径。根据中国国情，亟须开展在国家层面的 HTA 决策转化实践，因而研究建立国家层面的独立 HTA 管理机构刻不容缓。同时要注重设计规范、透明、适宜的 HTA 决策转化路径，在流程中要加强利益相关方的参与，促进决策过程的透明化。

2. 实行多元化 HTA 决策方式整合，探索建设更加灵活、高效的决策机制

德国在国家层面建立起三个具有影响力的 HTA 机构组织，其中，卫生保健质量与疗效研究院主要负责实际 HTA 评估，与德国卫生技术评估局共同服务于德国卫生体系最高决策机构联邦联合委员会。这种 HTA 机构分工明确的设计，有效促进了决策参考报告的产出，进而加快了决策制定。而美国由于其政治社会的影响，一些非营利的私立 HTA 机构蓬勃发展，并有着很好的决策影响力，形成其一大发展特色。

中国现有的 HTA 机构发展层次差别较大，缺少强有力的协调机构来整合资源。因此，首先需要建立一个国家层面的独立 HTA 机构作为带头人，逐渐发展成熟之后，组织带动现有 HTA 机构基于各地社会发展或特定决策的现实需求，进行及时、独立、客观的循证决策活动，更好地满足多元化的决策需要，实现更灵活、有效的整体决策体系。但在目前阶段，培养建立起国家层面的、权威的、独立的 HTA 组织及其相关决策转化机制尤为重要。

（三）HTA 决策转化的成果传播

1. 构造 HTA 成果全国性网络平台，促进决策转化相关经验交流

英国 NICE 在 HTA 成果共享上做出了很好的表率，所有相关的 HTA 成

果都细致地分门别类进行共享，构建起一个国家级的 HTA 评估数据平台，方便相关成果传播；同时它也将自己的评估方法和流程共享，并保持实时更新，为全球提供可供参考学习的桥梁。

中国尚没有形成评估成果共享平台，导致很多相类似的评估在低水平地重复进行，很大程度上浪费了人力、物力，也不利于中国 HTA 的整体质量建设和决策转化。要实现中国 HTA 的整体式发展、高质量建设，尝试建立全国性的成果共享网络平台非常有必要。建立一个权威性的 HTA 成果共享网络平台，对中国 HTA 体系的建设、HTA 成果决策转化以及单个评估成果的传播都大有裨益。

2. 借助国际 HTA 系统合作力量，寻求更加丰富的决策成果传播经验

最后，回顾全球 HTA 的发展史，除了一些特定的 HTA 组织机构致力于国际合作外，也有很多不断发展的 HTA 联盟网络，如国际卫生技术评估协会（HTAi）、国际卫生技术评估机构协作网（INAHTA）等，都在进行着 HTA 的相关经验交流共享，共同促进着全球 HTA 系统的建设和发展。

虽然中国循证医学中心已经成为国际 Cochrane 协作网的第 15 个合作中心（也是亚洲唯一的国家中心），国家卫生健康委员会卫生发展研究中心也已成为亚洲卫生技术评估联盟（HTAsiaLink）的成员单位，但是，中国目前的 HTA 整体发展还不完善，应鼓励更多有发展潜质的 HTA 机构接入国际 HTA 协助网络，从而加快引进国外 HTA 决策转化建设的方法与经验，并进一步结合中国的现实发展情境来有针对性地提升 HTA 决策转化能力。

参考文献

［1］陈洁，于德志，耿庆山 . 卫生技术评估［M］. 北京：人民卫生出版社，2013.

［2］陈英耀，刘文彬，唐檬等 . 我国卫生技术评估与决策转化研究概述［J］. 中国卫生政策研究，2013，6（7）：1-6.

［3］林海 . 卫生技术评估在美国医疗卫生产业中的作用——历史的视角［C］. 中华医学会第十八次全国医学信息学术会议，2012.

［4］刘庆婧，吴晶．美国医疗决策中的卫生技术评估［J］．中国药物经济学，2010，2：69－75．

［5］隋宾艳，齐雪然．英国 NICE 卫生技术评估研究决策转化机制及对我国的启示［J］．中国卫生政策研究，2015，8（7）：74－78．

［6］王海银，何达，王贤吉，等．国内外卫生技术评估应用进展及建议［J］．中国卫生政策研究，2014，7（8）：19－23．

［7］郑亚明，吴晶．卫生技术评估的经验教训：并非仅与证据有关［J］．中国药物经济学，2010，3：83－87．

［8］Estabrooks C. A.. The Conceptual Structure of Research Utilization ［J］. Res Nurs Health, 1999, 22：203－216.

［9］Landry R., Amara N., Lamari M.. Climbing the Ladder of Research Utilization-Evidence from Social Science Research ［C］. Sci Commun, 2001, 22：396－422.

［10］Perleth M., Gibis B., Gohlen B.. A Short History of Health Technology Assessment in Germany ［J］. Int J Technol Assess Health Care, 2009, 25（Suppl 1）：112－119.

［11］Wilsdon T., Fiz E., Haderi A.. A Comparative Analysis of the Role and Impact of Health Technology Assessment：2013 Final Report ［R］. London：Charles River Associates, 2014.

［12］World Health Organization. 2015 Global Survey on Health Technology Assessment by National Authorities ［R］. Geneva：WHO Document Production Services, 2015.